EL MÉTODO ZERO TRAINING PLUS

TOMOMI ISHIMURA

EL MÉTODO ZERO TRAINING PLUS

EJERCICIOS DE 30 SEGUNDOS
PARA ENTRENAR MÁS
MOVIÉNDOTE MENOS

NEKO BOOKS

Nota: Este libro debe interpretarse como un volumen de referencia. La información que contiene está pensada para ayudarte a tomar decisiones adecuadas respecto a tu salud y bienestar. Ahora bien, si sospechas que tienes algún problema médico o de otra índole, la autora y la editorial te recomiendan que consultes a un profesional.

Título original: *Motionless Zero Training*
Publicado originalmente en japonés como *Ugokanai Zero Training* por Sunmark Publishing, Inc., Tokio, Japón, en 2019.

Primera edición: febrero de 2025

Publicado por acuerdo con Sunmark Publishing, Inc., a través de InterRights, Inc., Tokio, Japón y Gudovitz & Company Literary Agency, Nueva York, EE.UU.

NEKO BOOKS es un sello editorial de Editorial Planeta, S.A.
Avda. Diagonal, 662-664, 08034 Barcelona (España)
www.nekobooks.es
www.planetadelibros.com

ISBN: 978-84-10427-01-3
Depósito legal: B. 1.127-2025
Fotocomposición: Realización Planeta

Diseño de la cubierta: Planeta Arte & Diseño
Imagen de la cubierta: © Emiko Suzuki

Impreso en España–*Printed in Spain*

PEFC Certificado
Este libro procede de bosques gestionados de forma sostenible
PEFC
PEFC/14-38-00305
www.pefc.es

1 ***Inmóvil***

1. adj. Que no se mueve.

2. adj. Firme, invariable.

(Diccionario de la lengua española de la Real Academia Española)

SUMARIO

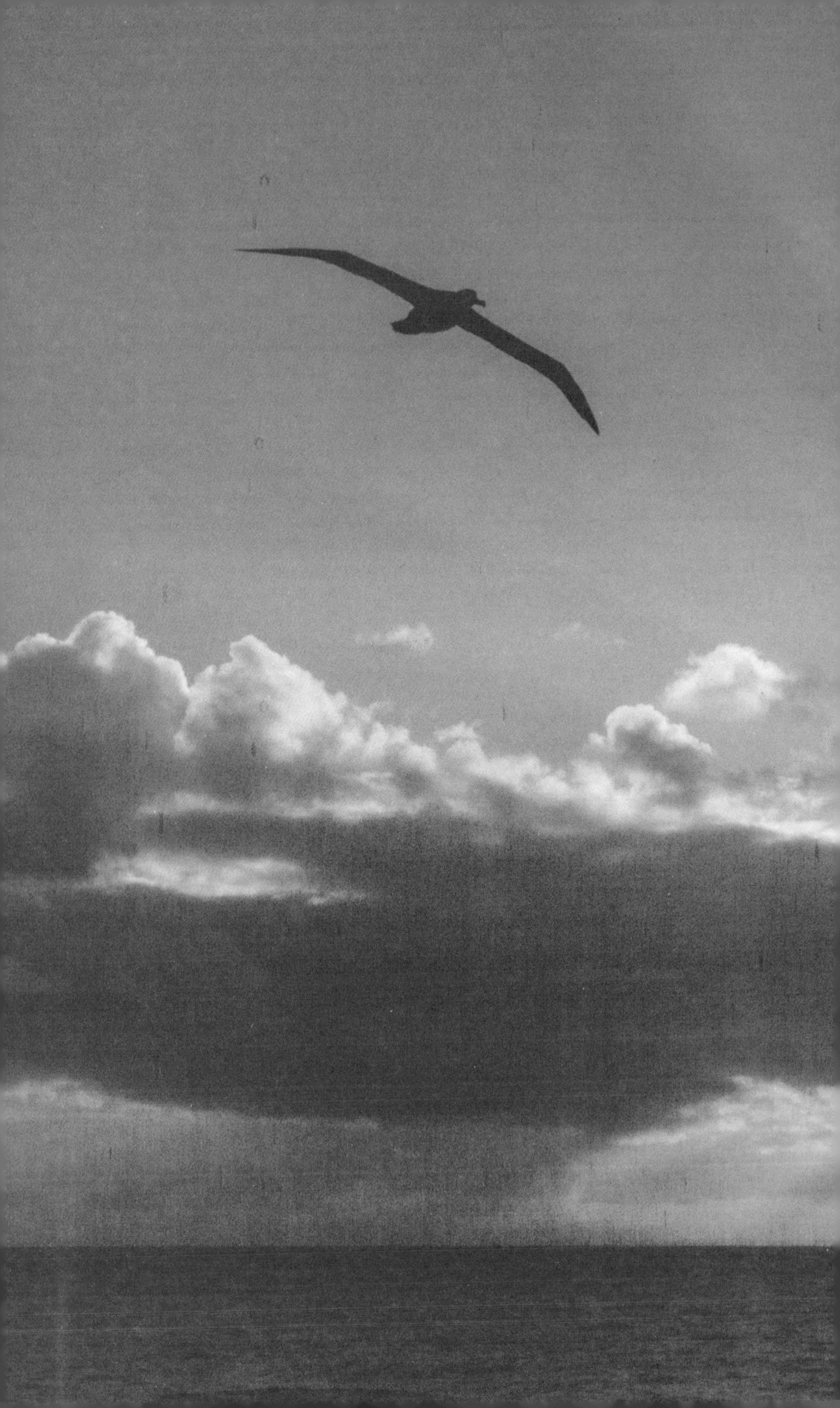

EL MÉTODO ZERO TRAINING PLUS

TOMOMI ISHIMURA

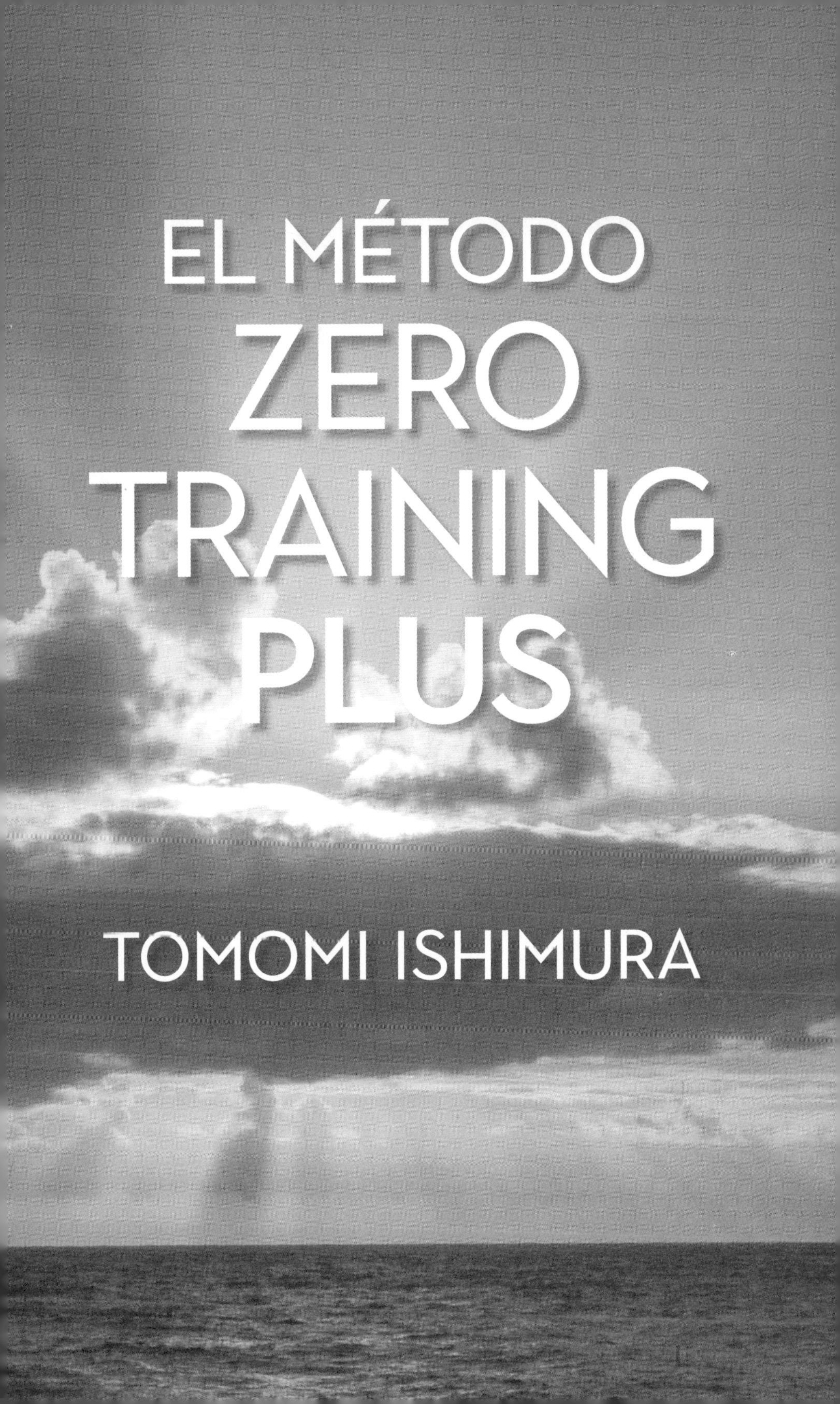

El albatros es un ave marina que puede llegar a alcanzar los 3,7 metros y es capaz de volar miles de kilómetros sin apenas batir las alas. Para lograrlo, aprovecha las corrientes de aire en contra para ascender, y las corrientes a favor para acelerar. Su cuerpo planea los cielos con una técnica que se conoce como «vuelo dinámico». Su aspecto es pura elegancia.

Se dice que las aves con alas más grandes tienen mayor facilidad para volar, aunque requieren de más energía para moverlas. Agitar unas alas tan enormes como las del albatros de manera constante supone un consumo de energía ingente que llevaría al ave a la extenuación, poniendo en riesgo su vida. El albatros es un ave de presa, por ello ha conseguido dominar una técnica para seguir volando sin «mover» las alas.

En japonés, se le conoce como アホウドリ (aho-dori), que quiere decir 'pájaro idiota' o 'corto de miras', pues era blanco fácil de caza por su escasa vigilancia.

Aunque se les dio ese nombre peyorativo, no es justo llamarle así, pues tiene la mayor capacidad de planeo de todas las criaturas voladoras.

El albatros es un ave migratoria. En verano, se los encuentra en la zona del mar de Bering y Alaska; en invierno migra a los alrededores del mar de Japón. Pueden vivir más de veinte años: en el Refugio Nacional de Vida Silvestre del Atolón de Midway, Estados Unidos, hay un ejemplar que supera los sesenta y seis años; en las Galápagos, un ejemplar de sesenta y tres que todavía pone huevos.

Los albatros recorren con gracia largas distancias y gozan de una larga vida. Si tuvieran que batir sin parar las alas con todas sus fuerzas, no recorrerían esas distancias, su vuelo no sería tan grácil y tampoco tendrían una vida tan longeva.

Por otra parte, tenemos el colibrí, totalmente opuesto al albatros: un ave de apenas veinte gramos. Un colibrí puede aletear hasta ochenta veces por segundo y permanecer suspendido en el aire, como un helicóptero. Es el llamado «vuelo estático», y le permite obtener el néctar de las flores mientras mantiene el vuelo.

Un colibrí vive unos tres años. Cinco a lo sumo. Su corto ciclo vital está relacionado con su tamaño menudo y con el gran consumo de energía de su agitado vuelo.

El albatros vuela sin apenas mover las alas; el colibrí las mueve frenéticamente. Y sus diferencias en esperanza de vida y distancia recorrida no pueden estar más alejadas.

En el libro *La vida de 100 años* se dice que vivimos en la era de la longevidad. ¿Qué puede enseñarnos el albatros sobre tener una vida longeva y elegante?

El lema del Método Zero Training es: «La ligereza de tener alas».

En la presente obra quiero centrarme en la forma de mover esas alas. ¿Cómo moldeamos el cuerpo para elevarnos y planear con elegancia, como un albatros? La palabra clave aquí es «inmóvil», referida a la ausencia de movimiento.

0

EL SIGNIFICADO DE «INMÓVIL»

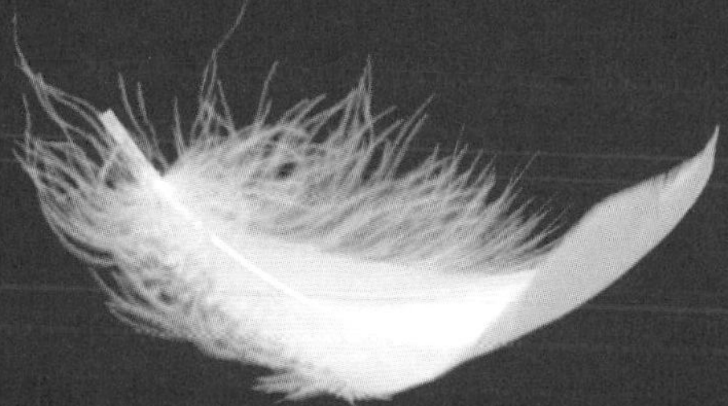

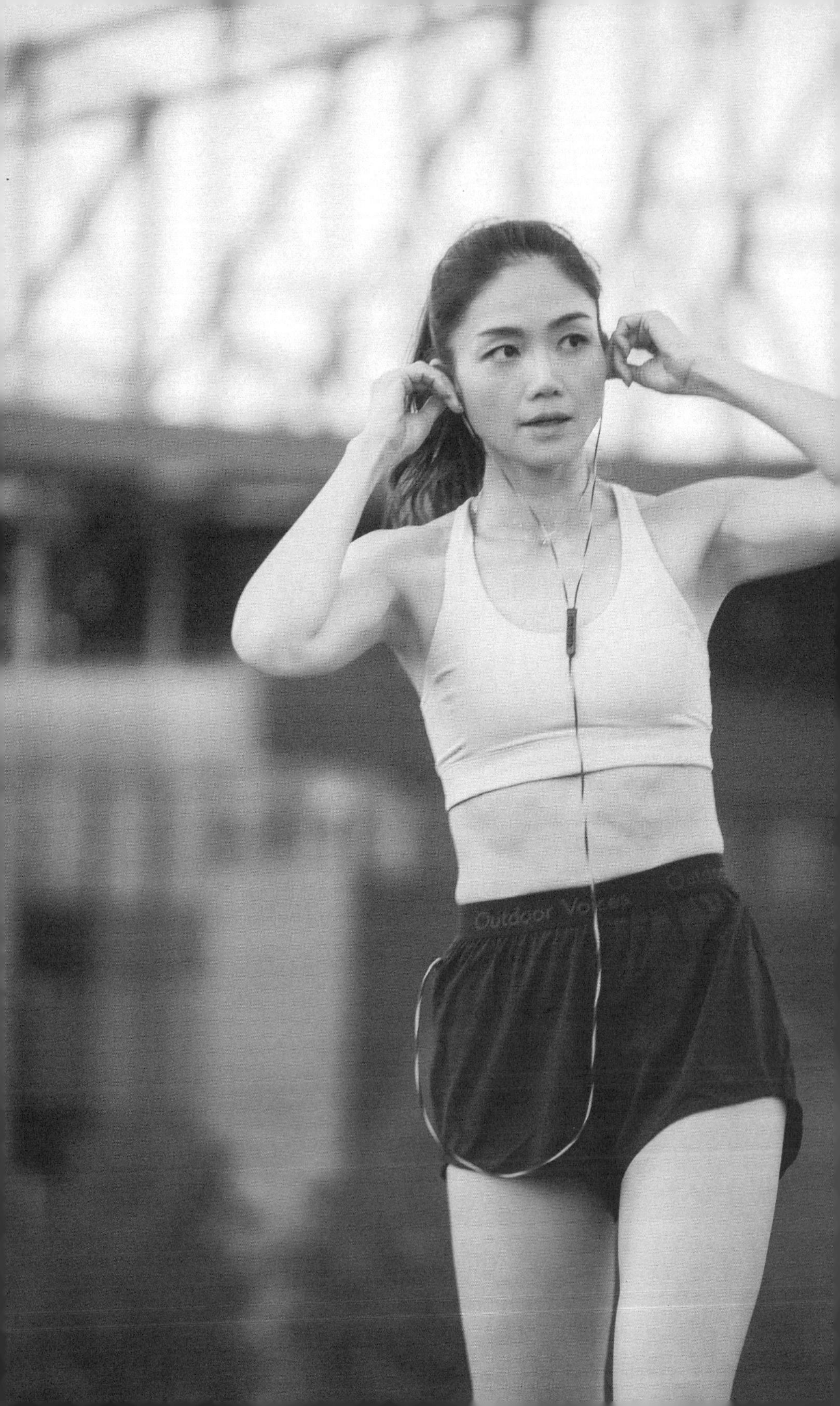
Outdoor

MOVERSE NO ES SIEMPRE LO MEJOR

Que haya movimiento, tanto en el trabajo como en la vida, se considera bueno. De hecho, lo inmóvil, el inmovilismo en nuestra vida, se interpreta como algo malo y poco saludable.

Pero ¿es así de verdad?

Hace muchos años que se viene tratando este tema.

En efecto, mover el cuerpo está relacionado con una buena salud. Yo misma practico yoga, voy al gimnasio a sudar o paseo por la ciudad de Nueva York. Caminar escuchando música, además, levanta el ánimo y te inspira para la creatividad y las nuevas ideas. Solemos sentir bienestar general después de un entrenamiento.

Sin embargo, **si hacemos movimientos equivocados, algo que se supone que beneficia, provoca todo lo contrario y termina siendo perjudicial.**

Seguramente, todos conocemos a alguien en nuestro entorno que se haya lesionado cuando decidió comenzar a salir a correr, a hacer estiramientos o a practicar yoga. O puede que nosotros mismos nos hayamos lesionado.

◇◇◇◇

A veces, para aliviar la tensión en la zona del cuello, intentamos estirarlo echando la cabeza hacia atrás, pero eso puede causar más mal que bien al presionar las arterias. En otras ocasiones, decidimos salir a correr porque un amigo nos ha convencido y terminamos con una lesión en las rodillas o incluso con un infarto de miocardio.

◇◇◇◇

También hay casos en los que esos conocidos empiezan a asistir a clases de yoga por motivos de salud y se dañan las lumbares, obligándoles a guardar reposo. Llevo muchos años siendo profesora de yoga en Nueva York y una de las cosas en las que más me esmero es en que mis alumnos no se lesionen. De verdad, hay muchas personas que, por motivos de salud, comienzan actividades como musculación, correr, estiramientos o yoga, y acaban con lesiones, dañando su cuerpo en lugar de beneficiarlo.

POR QUÉ MI MADRE DEJÓ DE QUERER SALIR A LA CALLE

No todo el mundo puede introducir el ejercicio en su vida cotidiana. Hay días que regresas del trabajo sin fuerzas para nada y otros que no das abasto con las tareas domésticas o con el cuidado de los hijos. Lo único que deseas es no mover ni un solo dedo.

Cuando sufrimos una dolencia en las rodillas o en las lumbares, los médicos recomiendan realizar ejercicio suave o moderado, pero no es tan fácil llevarlo a la práctica. Por ejemplo, si tienes ciática, sabes cómo duele cualquier movimiento, cómo recorre ese dolor como un rayo que te atraviesa, o, si sufres artrosis en las rodillas, tan solo subir o bajar las escaleras de una estación de tren supone un sufrimiento.

Todo lo que implica mover el cuerpo es un problema para la gente mayor, con enfermedades o que está impedida de algún modo. A veces me llegan estas consultas:

—Mi padre lo pasa mal porque no puede mover los hombros. ¿Habría algún tipo de método Zero Training para él?

—Mi madre sufrió un infarto cerebral hace unos años y, como secuela, apenas puede mover una pierna. ¿Habría algún ejercicio que mejorase su condición?

Recibo muchas preguntas de este tipo de parte de personas que desean mejorar la calidad de vida de aquellos que les importan. En mi caso, hace unos años mi madre dejó de repente de salir a la calle.

Como yo vivía en Nueva York, no lo supe hasta que mi padre me lo contó. Recuerdo que me trastornó mucho. Un día le pregunté a mi madre por teléfono la razón y me dijo lo siguiente:

—No quiero que me vean por ahí lo encorvada que voy.

Mi madre ha trabajado duro toda su vida desde muy jovencita y, debido a unas complicaciones que tuvo cuando contrajo una gripe, se quedó tan encorvada que parecía una anciana cuando solamente tenía sesenta y ocho años.

Tenemos a una persona que padece dolor de hombros y de lumbares desde hace muchos años, otra con movilidad reducida en una pierna debido a un infarto cerebral y a mi madre, que se ha encerrado porque no quiere que los demás vean su figura encorvada.

Pedirles que hagan ejercicio suave o moderado es arriesgado y supone una irresponsabilidad.

¿Acaso no hay un modo de llevar a cabo un mantenimiento físico que no requiera mover el cuerpo? ¿Una forma segura de hacer ejercicio que le sirva a todo el mundo?

El método Zero Training Plus es la solución a la que he llegado después de tener en cuenta todos estos aspectos.

La obra que publiqué en 2018 acerca del método Zero Training llegó a ser un superventas que superó los ochocientos sesenta mil ejemplares vendidos y tuvo eco en varios medios de comunicación. Muchísimas personas probaron el entrenamiento.

En aquel entonces, escribí el libro sobre todo con el propósito de ayudar a la gente a adelgazar, pero quienes lo probaron comentaron que habían dejado de tener dolores en las lumbares, que sentían los hombros más ligeros o que su tránsito intestinal había mejorado.

Desde el principio, el objetivo fundamental de este método ha sido **la recuperación de la salud**: conseguir un cuerpo que no padezca dolores o se sienta cansado, un cuerpo que pueda llegar a los cien años de vida con comodidad. Con esa meta me fui sola a Nueva York hace trece años para desarrollar el estudio de este método Zero Training.

Mi sueño es que este entrenamiento llegue al máximo de personas de todo el mundo para que lo pongan en práctica y recuperen su vitalidad. Dar ese primer paso para llegar a alcanzar mi sueño me hizo muy feliz.

Sin embargo, no ha sido la meta, sino simplemente la línea de salida. Me encantaría que el método Zero Training formara parte de la cotidianeidad de la gente y que todos pudieran vivir con un cuerpo ligero, como si tuvieran alas.

Deseo que todo el mundo conozca el método, que cualquier persona pueda ponerlo en práctica y que, al sentir la ligereza de su cuerpo, se libere también de la carga interior. Esa fue mi motivación para desarrollarlo.

Si buscamos la palabra «inmóvil» en el Diccionario de la lengua española, encontramos:

Inmóvil

1. adj. Que no se mueve.
2. adj. Firme, invariable.

El «cero» tiene el significado de «posición cero». Se trata de recuperar la posición original (o cero) de las partes del cuerpo que se han ido contrayendo con la edad, con el método Zero Training. Es el método para volver a la posición cero tras liberarse de la incomodidad, del dolor, del cansancio y del malestar tanto físico como emocional.

La definición de inmóvil como «firme, invariable» conecta con el plano mental del método Zero Training, al mismo tiempo que implica otro significado más simple y directo: «que no se mueve». Es el «cero».

Inmóvil quiere decir sin movimiento.

Son las palabras clave para ahondar en el concepto del método Zero Training Plus, así es como lo sentí al iniciar el estudio sobre él.

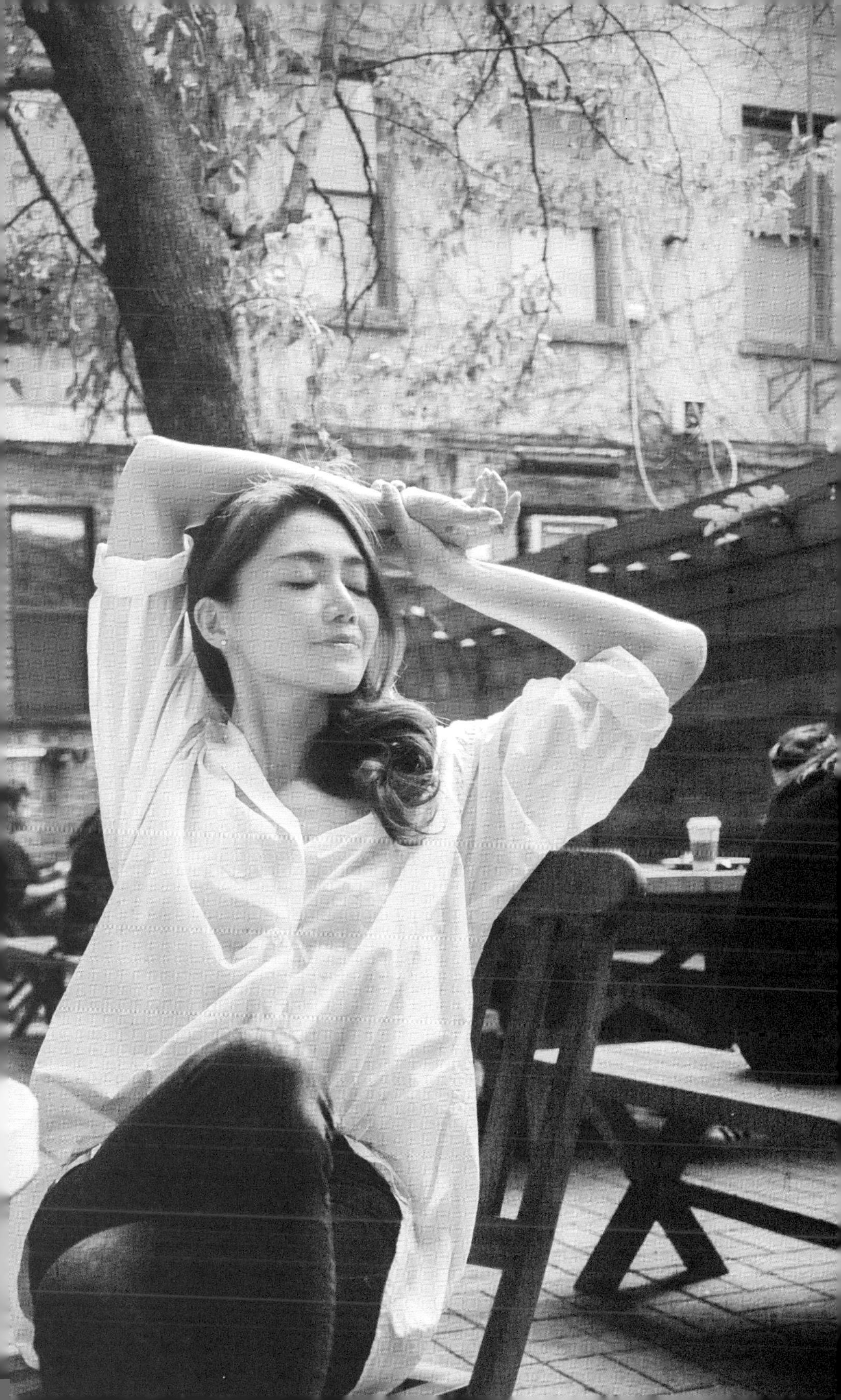

PRIMERO DEBEMOS SOLUCIONAR LAS PARTES CONTRAÍDAS DEL CUERPO

Para poder movernos con libertad, hemos de mejorar las partes contraídas de nuestro cuerpo.

Si sales a dar una vuelta por la calle y observas a la gente, verás que hay quienes van con la cabeza hacia delante o con la espalda encorvada. Con la edad, tendemos a adelantar la barbilla porque el cuello se contrae, de modo que la cabeza tiende a caer hacia el frente, lo que provoca que los hombros caigan en la misma dirección y acabemos con la espalda encorvada.

Llegados a este punto, ni los dolores de cuello ni los de espalda mejoran con masajes. El dolor afecta también a las lumbares y genera un cansancio constante. Las causas del dolor y el cansancio vienen de **la mala postura generada por las partes contraídas del cuerpo**. Si no se soluciona esto antes, el ejercicio no va a hacer ningún bien. Debemos arreglar esas partes contraídas y ya después pasaremos a mover el cuerpo.

En esta obra buscaremos la solución a **ocho problemas** con el fin de conseguir un cuerpo saludable, sin importar la edad.

1. **Cabeza adelantada** = la barbilla se adelanta
2. **Hombros caídos** = los hombros caen hacia delante
3. **Axilas contraídas** = los brazos se acortan
4. **Espalda encorvada** = provoca la aparición de joroba
5. **Retroversión de la pelvis** = la espalda se redondea por rotar hacia atrás la pelvis
6. **Cadera cerrada** = la articulación de la cadera se cierra hacia dentro y aplana los glúteos
7. **Rodillas giradas** = provocan una postura arqueada y los glúteos se retraen
8. **Dedos del pie en forma de garra** = los dedos de los pies no se estiran, están contraídos

Solventando estos ocho problemas, mejorarás de forma drástica tu postura, evitarás que tu propio peso provoque daños en el cuerpo y te sentirás más ágil. Hay mucha gente que, cuando se ve liberada de dolores de cervicales, espalda, caderas o rodillas, recupera la normalidad en su tránsito intestinal, y asegura que apenas tiene problemas de estreñimiento. Además, aunque no empieces con ánimo de adelgazar, tu figura se estilizará.

Todo esto lo puedes conseguir con *el método Zero Training Plus*. Con solo permanecer quieto y sin levantarte, manteniendo algunas posturas, los **ocho problemas** se verán aliviados de forma notable. Al ser posturas sin movimiento, es complicado lesionarse, es decir, es una forma segura de entrenar y compatible con esos días en los que te encuentras sin fuerzas.

Lo principal es que te haga **sentir bien**.

La mayor ventaja del método Zero Training es el bienestar que te invade. Los estiramientos, que aprovechan el peso corporal y la gravedad, te harán sentir tan estupendamente que desearás seguir.

La sensación al terminar es maravillosa.

Al igual que el vuelo elegante y majestuoso del albatros, con sus alas inmóviles, se trata de hacer el mínimo esfuerzo para conseguir un cuerpo ágil.

Como una imagen vale más que mil palabras, quiero pasar a presentarte el método Zero Training Plus. Podrás practicarlo en la cama con el pijama puesto en cuanto te despiertes por la mañana. Verás como disfrutas de un día pleno.

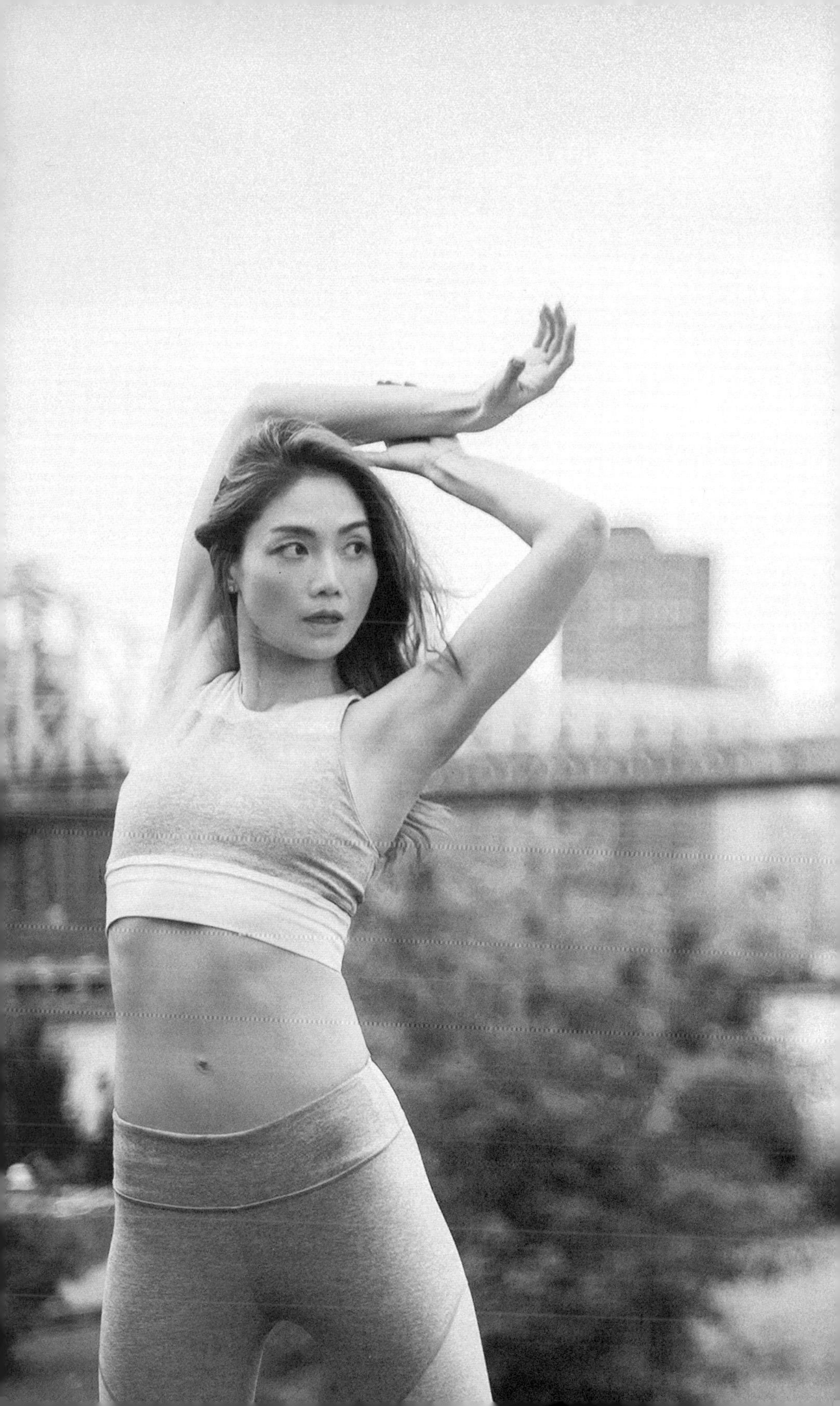

1

EL MÉTODO ZERO TRAINING PLUS PARA ACTIVARTE DESDE EL INICIO DE LA JORNADA

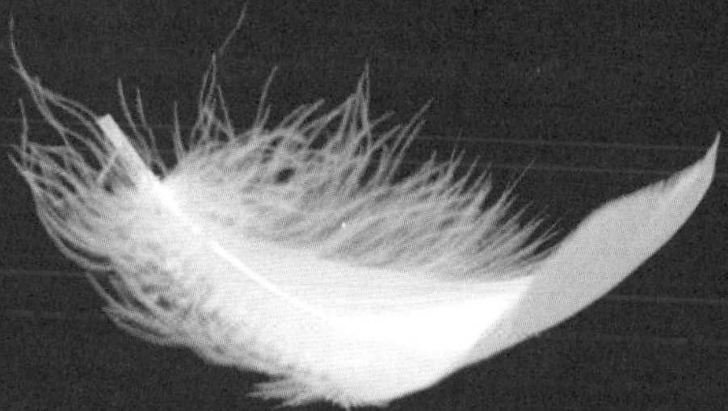

AL DESPERTAR, ¿SIENTES QUE NO HAS DESCANSADO?

—¿Cuántos de estos últimos treinta días os habéis despertado con sensación de bienestar?

Esa fue la pregunta que hice a los participantes de un taller de método Zero Training. Hubo una persona que respondió lo siguiente:

—En mi caso, ya no en los últimos treinta días, sino que no recuerdo una sola mañana en el último año en la que me haya despertado con sensación de bienestar.

Poco a poco, el resto de los participantes fueron declarando que se despertaban cansados:

—En cuanto me levanto, siento dolores en la cadera y en el cuello. Tiene que pasar un par de horas hasta que se me van.

—Cuanto más duermo, más encogidos tengo los hombros. No sé si es por la almohada.

—Cuando me levanto y apoyo el pie para andar, me duelen los talones a rabiar.

—Me pesa el cuerpo por las mañanas, no quiero levantarme. Cuando mi marido descorre las cortinas, me molesta.

—Por mucho que duerma, no me levanto descansado. Si pudiera, me quedaría en la cama todo el día.

Todos en aquel taller tenían un despertar poco halagüeño para pasar el día, lo hacían con dolores y cansancio. Lo ideal es que por las mañanas tengas un buen despertar, después de pasar la noche descansando y haber hecho *reset*. Sin embargo, en ellos no parecía que fuera así, más bien lo contrario.

Despertar y sentir inmediatamente dolor y cansancio tiene su explicación: el cuerpo tiende a encogerse y contraerse mientras dormimos.

En general, una persona no puede dormir toda la noche en una postura ideal que no perjudique ninguna parte del cuerpo.

Por ejemplo, al dormir con el cuello girado hacia la derecha, estamos facilitando que se contraiga la parte derecha del cuello, lo que causa dolor o debilidad en esa zona o en el hombro derecho.

Dormir de costado con la espalda redondeada hace que pongamos el abdomen y el pecho en una posición hundida y el cuello hacia delante. Es una postura que no nos hace bien, pues nos mantiene con la cadera girada y bloqueada durante toda la noche.

Cuando nos estiramos al despertar por las mañanas, instintivamente intentamos reparar ese bloqueo.

Si duermes bocarriba con la palma de las manos hacia abajo, estarás forzando los hombros a que adopten una postura de hombros caídos. Esto provoca que se te contraiga el pecho y las axilas, y causa esa dolencia por la que no puedes levantar los brazos por la mañana.

Cuando el cuerpo se contrae, provoca lo que se denomina en el lenguaje especializado «una contractura», que es un estado de rigidez o tensión sostenida donde se pierde flexibilidad. Las contracturas se producen involuntariamente y de forma constante, contrayendo y bloqueando tanto músculos como articulaciones. Es como fijar con grapas los músculos y articulaciones contraídos y rotados para que no se muevan.

Conforme cumplimos años, al medirnos, nos dará la sensación de haber encogido. Y es que, de hecho, el cuerpo se contrae. He ahí la razón por la que los ancianos se van haciendo cada vez más menudos.

También es habitual notar que mides más por la mañana que por la noche.

Si te despiertas por la mañana y sientes dolor o cansancio, arrastras esa sensación durante todo el día. Así es imposible vivir bien.

Lo ideal es levantarse bien de la cama para empezar el día con bienestar.

No podría haber un inicio de jornada más maravilloso.

En realidad, no es tan difícil que este ideal se haga realidad. Voy a presentarte un ejercicio del método Zero Training Plus que puedes practicar sin levantarte de la cama. Lo llamo «el método Zero Training de un minuto para las mañanas». Con él te liberarás en un abrir y cerrar de ojos del dolor y del cansancio.

◇◇◇◇

Es tan reconfortante que te encantará. En la página siguiente, encontrarás las fotografías para ayudarte en el inicio de la práctica.

En primer lugar, túmbate en el borde izquierdo de la cama, dobla la rodilla izquierda y coloca el talón del pie derecho sobre esa rodilla.

A continuación, coloca el brazo izquierdo fuera de la cama y gira ambas rodillas hacia la derecha. Mantén la postura durante treinta segundos.

Ahora pon la cabeza donde tenías los pies y haz lo mismo con el otro lado del cuerpo. Vuelve a mantener la postura durante treinta segundos. En total te llevará un minuto.

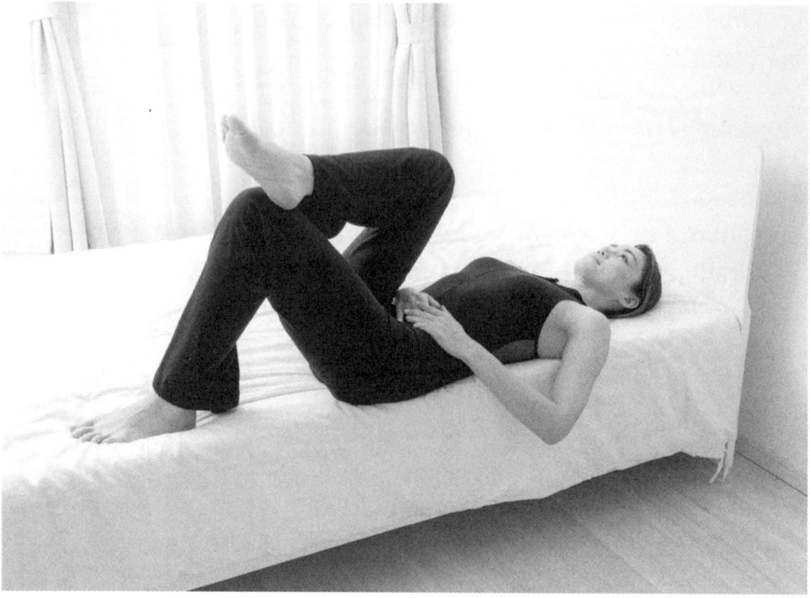

Solo con esto, el cuerpo, después de pasar toda la noche contraído, vuelve a su posición original (cero), lo que te permite comenzar la jornada de forma activa. No se trata de hacer deporte, sino simplemente de permanecer inmóvil para mantener una postura, así que te lo puedes permitir pese a que estés desperezándote tras despertar.

Al colocar el brazo fuera de la cama, el hombro caído vuelve a su posición original moviéndose hacia atrás. Eso lleva a que el pecho también vuelva a su posición original. La rodilla flexionada, al girar hacia el lado opuesto que el brazo estirado, permite que la cadera, la espalda y las articulaciones de la pelvis que estuvieron encogidas durante la noche también vuelvan a su posición original.

El peso del cuerpo y la gravedad extienden el hombro y estiran la cadera.

30 segundos

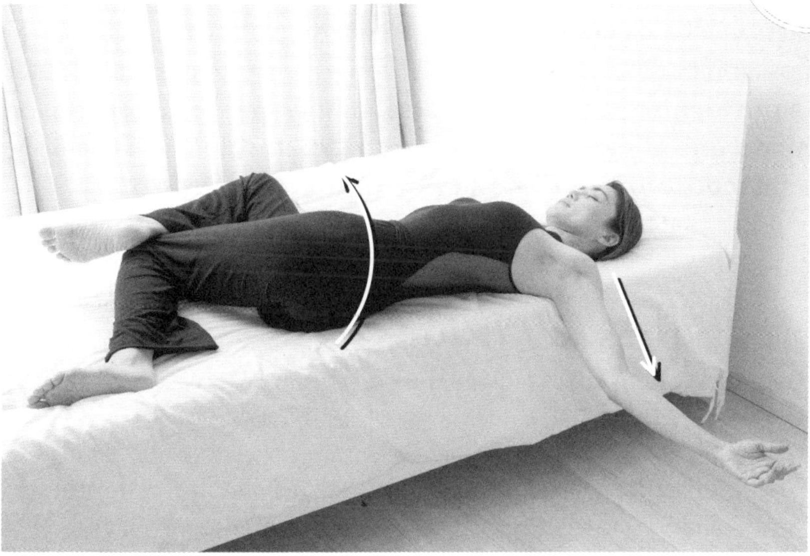

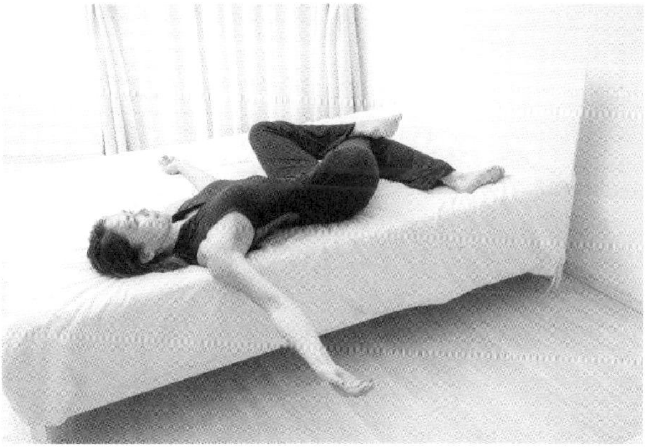

Lo mismo con el otro lado.

Nota: si sientes hormigueo en el brazo, no mantengas la postura.

Soy consciente de que en muy pocas frases he usado tres veces la expresión «**volver a la posición original**», y esto se debe a que es la clave esencial del método Zero Training. De ahí su nombre, pues la idea es conseguir que cada parte del cuerpo vuelva a su posición original (cero). Además, con este método, **para adoptar la postura, se requiere quedarse inmóvil para mantenerla, de modo que el peso y la gravedad trabajen solos; es sencillo y, ante todo, provoca bienestar**.

◇◇◇◇

¿Recuerdas que una persona me dijo que no recordaba una sola mañana en la que se hubiese despertado con sensación de bienestar en el último año?

Pues bien, a los participantes del taller les mostré este método Zero Training y lo pusieron en práctica a la mañana siguiente.

—¡Es increíble! ¡Hacía meses que no me sentía tan bien desde que me levanté y a lo largo de todo el día!

—¡Me produce tanto placer que me pasaría todo el día en esa postura, no solo un minuto!

Recibí muchísimos mensajes así.

¡LO IMPORTANTE ES SENTIRSE BIEN!

En un programa de televisión en el que participé, una persona famosa que se encontraba en la cincuentena, y aquejada de no poder subir los brazos en condiciones desde hacía dos años, accedió al reto de hacer dieta y ejercicio durante una semana.

El cambio en sus hombros al levantar los brazos se produjo desde la primera grabación en la que la introduje directamente en el método Zero Training. Estuve dándole instrucciones mientras me explicaba que no podía estirar los brazos por encima de los hombros. Apenas treinta minutos después, consiguió extenderlos hacia arriba perfectamente. Ella misma fue la primera en sorprenderse.

—¡Madre mía, ¿cómo lo has conseguido?! ¡Ni los médicos conseguían arreglarme! ¡Encima, en todo momento me sentía bien!

El objetivo del programa era el de practicar el método Zero Training durante una semana para afinar la cintura. De hecho, ese fin también se logró, pero lo que le hizo más feliz fue haber conseguido mejorar la movilidad de los hombros para subir los brazos, algo que desde hacía años le había sido imposible.

Dijo que le hacía sentir bien. Ahí tenemos la clave esencial del método Zero Training. Llevaba años con el cuerpo contraído y los hombros, el cuello y la cadera eran una losa. Tras estirar hasta llegar a la posición cero, lo lógico es que uno se sienta bien. Es como dejar de cargar con el peso sobre los hombros, de una forma literal.

En esta obra quiero recalcar ese «sentirse bien» gracias al método Zero Training Plus. No hay ninguna incomodidad causada por estiramientos forzados, como tampoco por uno mismo o por otra persona. Se trata de mantenerse inmóvil en la postura y sentir cómo las partes contraídas se estiran para conseguir que uno se sienta a gusto.

La comodidad,
y no la incomodidad,
es lo que hace que restablezcamos
el bienestar físico.

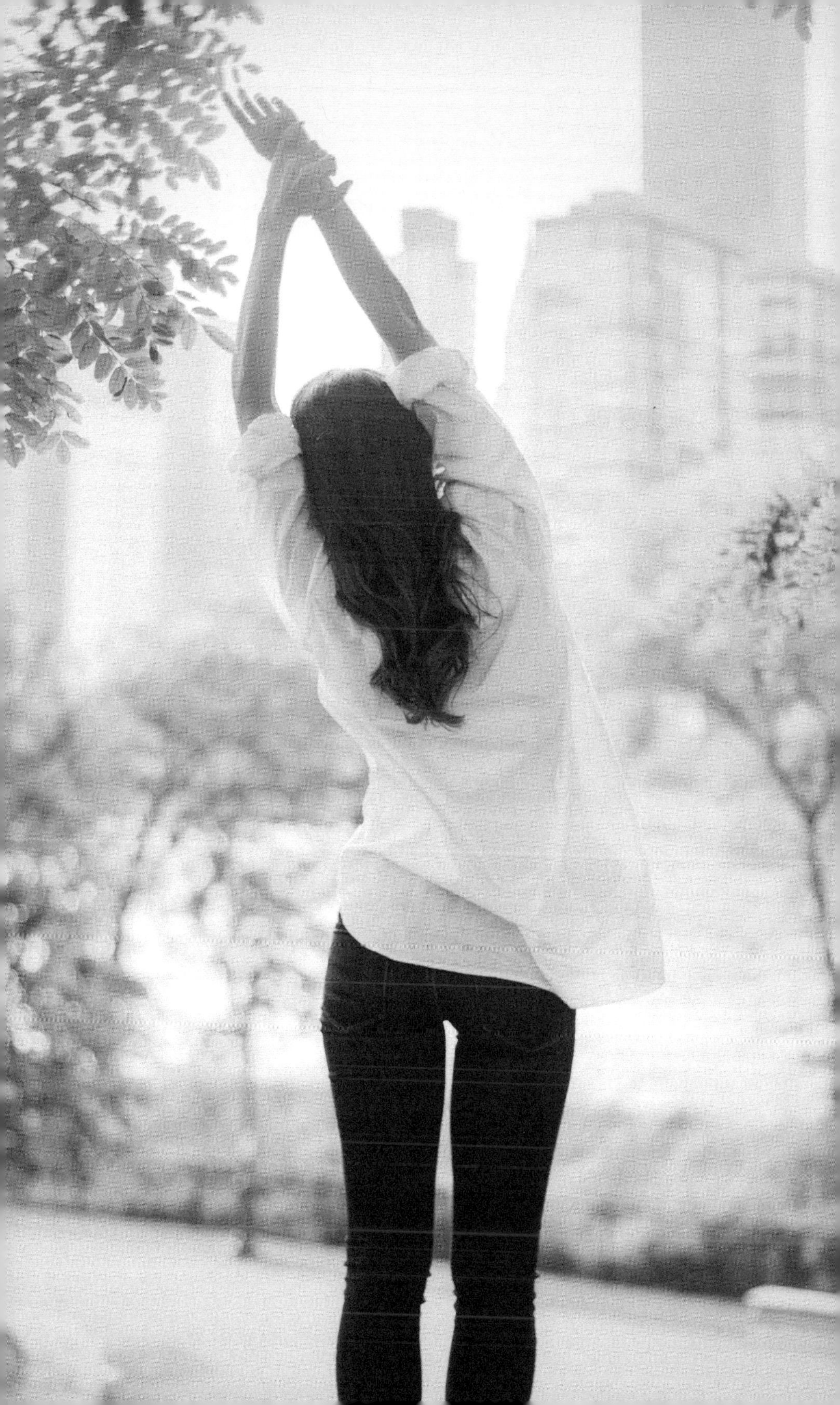

2

UNA BUENA POSTURA TE LLEVA A ESTAR SALUDABLE

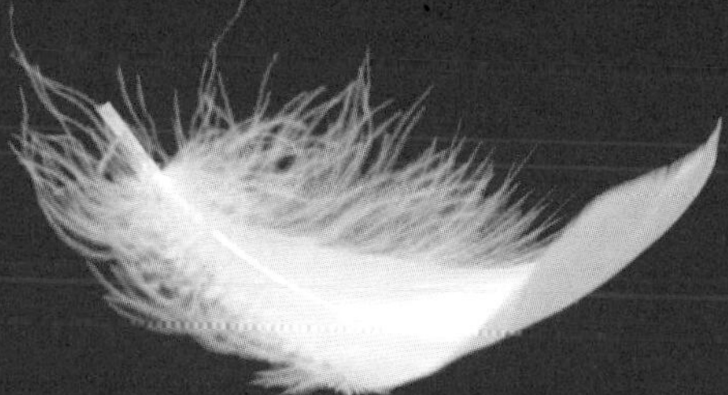

CORRIGE TU POSTURA PARA SENTIR MÁS ENERGÍA

Fui actriz de teatro y por esto tiendo a analizar la forma en la que se mueve la gente, su lenguaje corporal y sus expresiones faciales. Cuando lo hago, me pregunto lo siguiente:

¿Cómo se sienta una persona que destila un aura de gran majestuosidad?

¿Cómo mueve los hombros la que siente una profunda tristeza?

¿Hacia dónde mira alguien que se pierde en sus recuerdos?

Quienes nos dedicamos a la actuación observamos detallada y plenamente a quienes nos rodean, puliendo y sacando a relucir los rasgos más destacados, para interpretar a nuestros personajes.

Así pues, comprobamos que **la postura marca una diferencia abismal entre una persona sana y otra que no lo está**. Por supuesto, detalles como la expresión facial o la vestimenta importan, pero con solo encorvar la espalda y mantener la mirada hacia abajo proyectamos instantáneamente una imagen poco saludable.

No hay pacientes en los hospitales que se paseen por los pasillos con un porte gallardo mientras llevan consigo el suero; sino que lo más seguro es que vayan con la espalda encorvada.

La gran mayoría de quienes padecen de lumbalgia también tienen la espalda encorvada.

Por contraposición, las personas con buen estado de salud gozan de una buena postura: la línea de su mirada tiende a ser alta y se notan activas.

No se reduce solo al plano físico,
la postura influye también
en el estado emocional.

Cuando te encuentras bien, no vas con la cabeza gacha; tampoco sueles observar con curiosidad tu alrededor cuando estás triste. Cuanto mejor es tu estado de ánimo, más erguido vas; y cuanto peor te sientes, más tiendes a encorvar la espalda.

Se suele decir que, cuando se está triste, forzarnos a sonreír puede engañar al cerebro para aliviarnos; para mí, además, la postura también podría tener ese poder de engañar al cerebro. Al mejorar la postura, aumentas tu energía.

CÓMO DESAPARECIÓ SU DOLOR DE RODILLAS

Un cuerpo descansado, sin dolores, rigidez o frío, es un cuerpo confortable. Sin embargo, el cuerpo no se encuentra siempre así. Hay muchísimas personas que se despiertan cansadas y, conforme van cumpliendo años, siempre hay algo que les duele o arrastran cierta pesadez.

Una vez vino una amiga a casa y me contó que tenía problemas con la rodilla.

Al llegar a los cuarenta, me dijo, le empezó a doler la rodilla derecha. Cuando fue al médico, este le dijo que era un signo de envejecimiento y que debía hacer ejercicio para fortalecer los músculos de alrededor. La pobre quedó anonadada porque solo tenía cuarenta y pocos años y ya le estaban diciendo que presentaba síntomas de vejez. Lo que más le preocupó fue que le dijera esto:

—Debe hacer ejercicio.

Esa frase la dejó estupefacta. Me contó que había engordado bastante con respecto a cuando era joven. Entendía perfectamente que, a más músculo, más protección de la articulación de la rodilla, pero el problema era justamente que el dolor era lo que le impedía andar durante mucho tiempo, o hacer ejercicios que consistieran en estirarla y doblarla.

Cuando así se lo comunicó al médico, este le propuso caminar en la piscina. Aunque es verdad que en el agua se carga menos peso sobre las articulaciones, para ella ir a la piscina resultaba farragoso. Además, no le hacía gracia que la gente la viera en bañador.

Me preguntó preocupada, con ojos suplicantes, por los problemas que le daba la rodilla:

—¿Qué puedo hacer, Tomomi?

Quise revisar el estado de su rodilla y le pedí que se tumbara bocarriba, es decir, con el cuerpo tendido de espaldas (luego explicaré con detalle por qué se lo pedí).

Descubrí que tenía la pierna derecha ligeramente más larga que la izquierda; le enseñé un ejercicio concreto de Zero Training con una duración aproximada de cinco minutos.

Al terminar, le pedí que se pusiera de pie y, en cuanto lo hizo, le cambió la expresión de la cara y profirió un gritito de sorpresa.

—¿¡Ostras!? ¡Pero ¿qué...?!

—¿Cómo te sientes?

—No me lo puedo creer... ¡No siento molestia en la rodilla! ¿¡Cómo lo has hecho!?

—Prueba a caminar un poco.

—Voy. ¿Eh? ¡No me duele! ¿¡Qué me has hecho, Tomomi!?

Le enseñé el Zero Training para corregir las rodillas giradas (ver página 144). Se le había contraído el músculo del muslo derecho, lo que hacía que tirara de la rodilla hasta el extremo de doblarla. Por eso le dolía. Tenía que liberar ese muslo contraído para estirarla. Con el Zero Training para corregir las rodillas giradas conseguimos igualarlas.

Así, **la rodilla derecha se enderezó y el centro de gravedad regresó al eje central del cuerpo, con lo que la carga sobre esta fue menor.**

El *Zero Training para corregir las rodillas giradas* tiene su truco: se necesita una pared y un cojín. Para una explicación con más detalle, consulten la página 144.

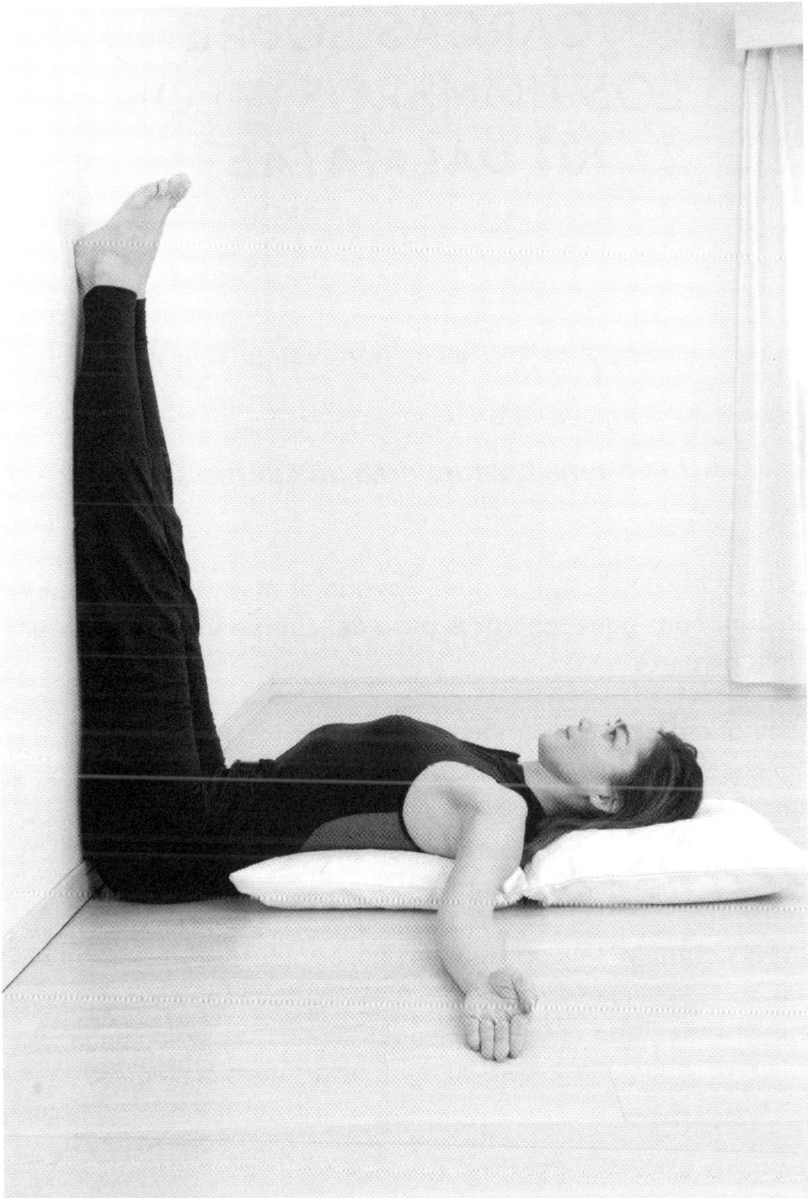

Una buena postura te lleva a estar saludable

¿CARGAS SOBRE LOS HOMBROS A LOS ***101 DÁLMATAS***?

En este libro solo quiero transmitir un mensaje:

«Una buena postura crea un cuerpo sano».

Esto es primordial. ¿Por qué? **Porque al mantener una buena postura consigues repartir el peso del cuerpo y no sobrecargas ninguna parte**.

Es lo que ocurre en la modalidad de salto de natación. El nadador hace giros tras saltar del trampolín, pero antes de entrar en el agua se mantiene recto y alineado para que la superficie de contacto sea la menor posible; apenas se producen salpicaduras de agua. La resistencia es menor.

Por el contrario, si la postura del nadador fuese encorvada al entrar en el agua, la superficie de contacto sería mayor y salpicaría muchísimo. Toda la resistencia del agua la recibiría su cuerpo. Además, sería penalizado y su puntuación se vería afectada.

En realidad, cuando estamos de pie nos pasa justo eso mismo. Tan solo cambia la imagen mental de las salpicaduras de agua por la de la gravedad. Si nos ponemos rectos en perpendicular con respecto al suelo, la gravedad es mínima en el cuerpo, no hay sobrecargas en ninguna parte.

Por poner un ejemplo, **con el único gesto de adelantar la barbilla, los hombros se ven influenciados y tiran hacia delante; esta postura conlleva veinte kilos de sobrecarga**.

Veinte kilos es lo que pesa un perro como el husky siberiano o un dálmata de los que aparecen en la película *101 dálmatas*. Si adelantamos la barbilla es como si cargáramos sobre los hombros nada menos que un dálmata; es normal que luego nos duelan.

Así, al adoptar una mala postura, estarías llevando un dálmata (unos veinte kilos) sobre los hombros, un koala (unos diez kilos) en las lumbares y un perezoso (seis kilos) en las rodillas, todos enganchados a esas partes del cuerpo en tu día a día. Por muy amante de los animales que seas, sería un suplicio.

Por el contrario, manteniendo una buena postura, no tendrías la carga de ningún animal sobre ti.

La influencia de la gravedad sería mínima, así que no tendrías dolores, ni cansancio, ni pesadez. Tu cuerpo no sería un lastre.

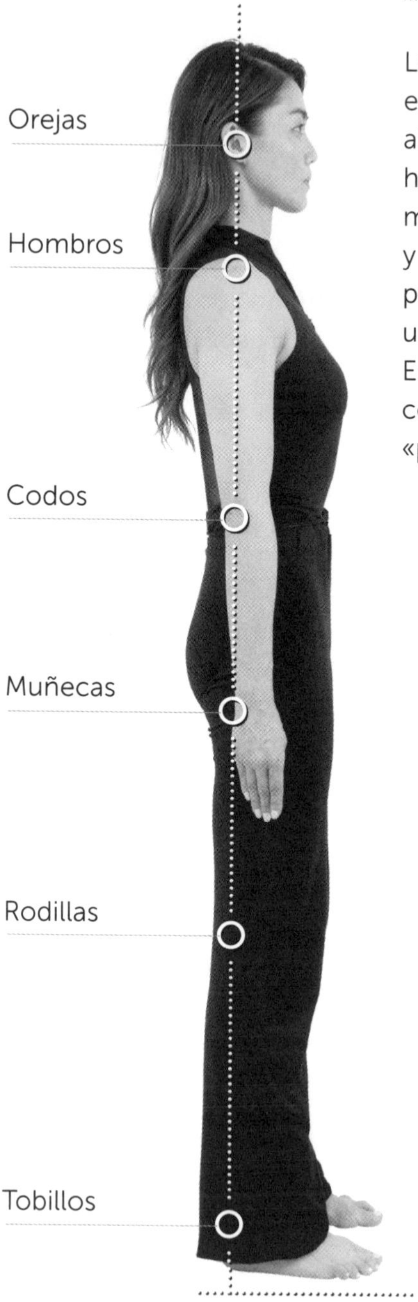

La postura correcta es en la que se alinean orejas, hombros, codos, muñecas, rodillas y tobillos, los seis puntos que forman una línea recta. Esto es lo que conocemos como «posición cero».

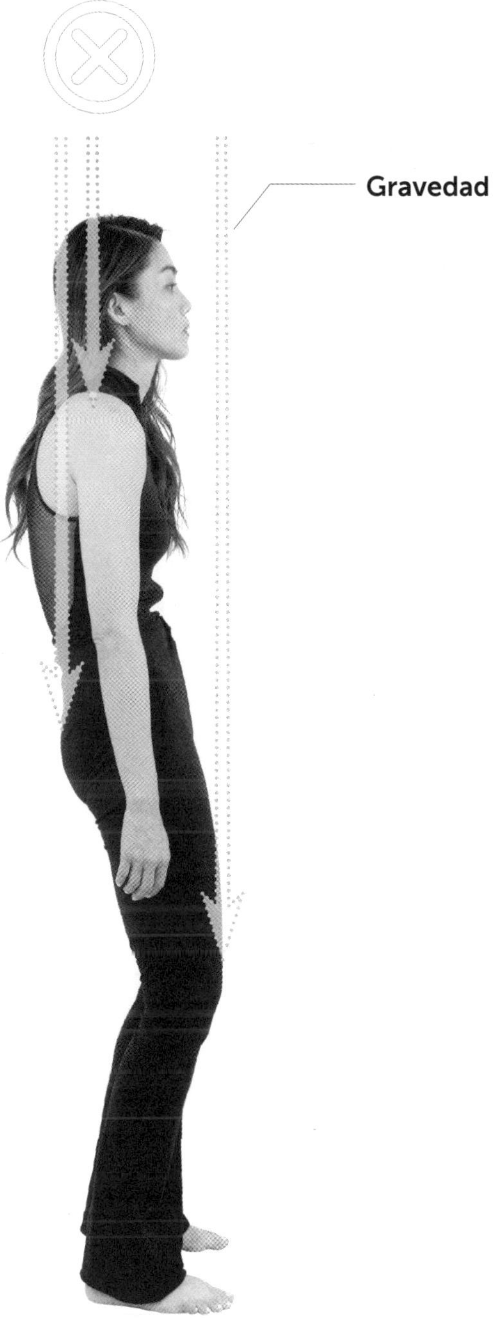

Una mala postura provoca que la gravedad sobrecargue partes del cuerpo como hombros, espalda, lumbares o rodillas, lo que hace que dejen de estar alineados.

¿CÓMO AVERIGUAS QUÉ PARTES TIENES CONTRAÍDAS?

Consigues una buena postura liberando las partes contraídas del cuerpo. Así pues... ¿cómo descubrir tú mismo cuáles son? Por supuesto, no son las mismas para todo el mundo porque depende de las rutinas y del estilo de vida de cada cual.

Tal vez sepas o tengas sospechas de qué partes tienes contraídas, pero en la mayoría de los casos no somos conscientes de cuáles son.

La causa de un dolor de rodilla no tiene por qué estar en esa articulación, y lo mismo pasa con el de hombros. Mi amiga, la del dolor de rodilla, jamás se habría imaginado que su mal viniese de una contracción en la articulación de la cadera.

Unos hombros cargados pueden tener su causa en la rigidez de las muñecas, al igual que la afección del hombro congelado pueda deberse a que las axilas estén contraídas.

Por eso es tan importante averiguar qué partes del cuerpo tenemos contraídas antes de empezar con el método Zero Training Plus.

¿Cómo puedes averiguarlo?

¿Recuerdas qué hice para aliviarle el dolor de rodilla a mi amiga? Exacto. Lo primero que debes hacer es **tumbarte bocarriba, con la espalda y el cuerpo rectos**.

DESCUBRE LAS PARTES CONTRAÍDAS TENDIDO BOCARRIBA

El método Zero Training Plus consta de ocho posturas diferentes. Prácticamente todas se hacen con el cuerpo tendido. Sin embargo, antes de poner en práctica el método en sí, tienes que comprobar el estado en el que te encuentras.

Tiéndete de espaldas, es decir, bocarriba. Lo ideal es que sea en un lugar lo más plano posible, como en el suelo o sobre una esterilla de yoga.

¿Qué tal? ¿Sientes algo? Supongo que habrá quienes se pregunten qué es lo que tienen que sentir. A continuación, te comento qué puntos tienes que observar y por qué.

LOS SIETE PUNTOS QUE DEBES REVISAR BOCARRIBA

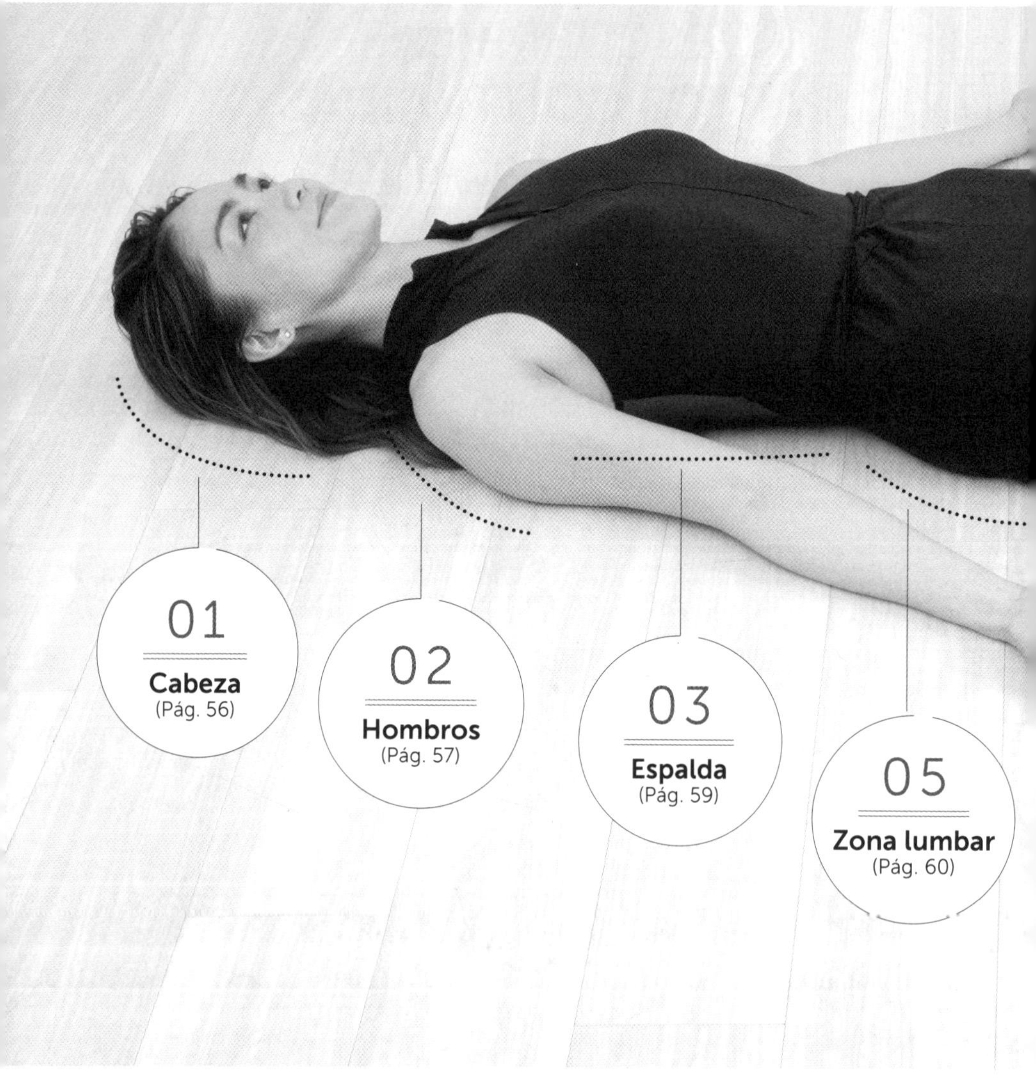

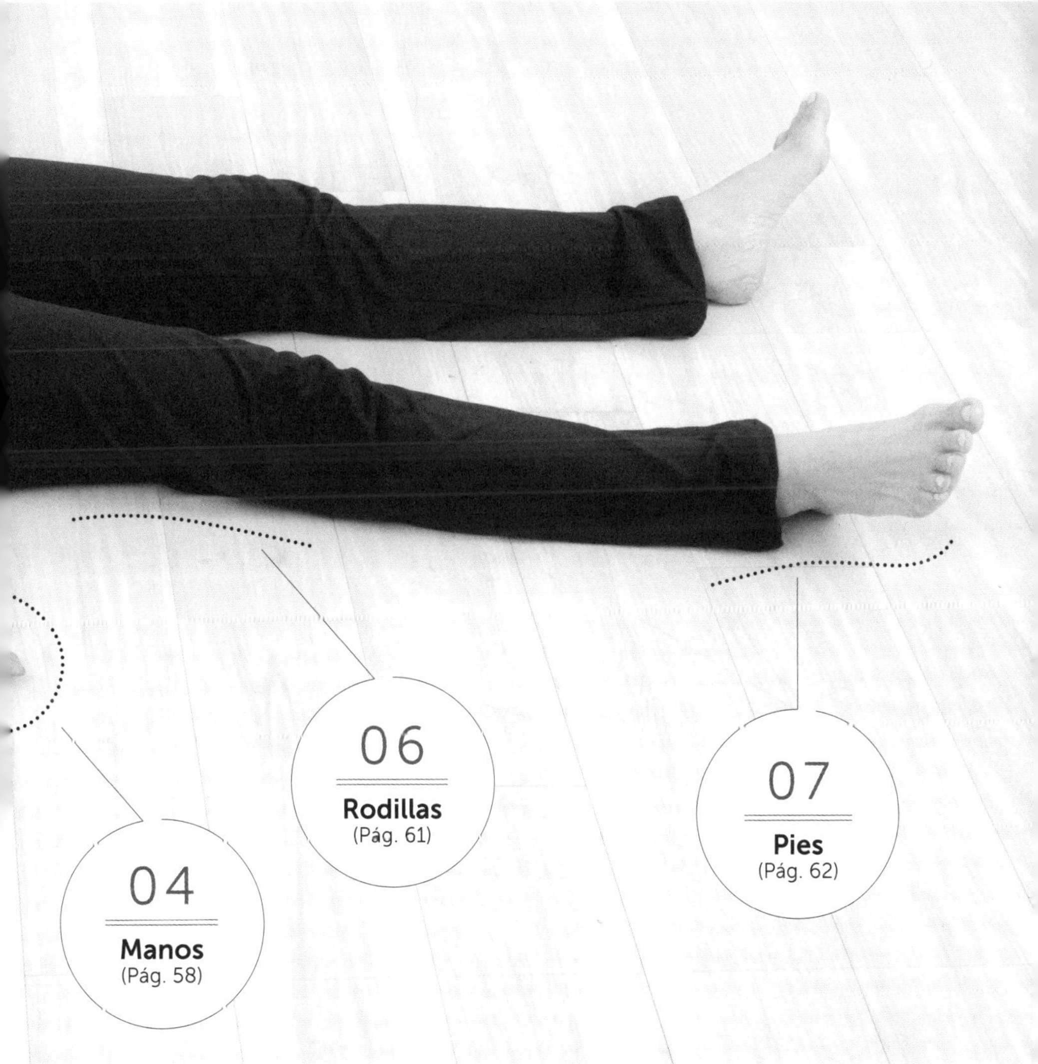
04
Manos
(Pág. 58)
06
Rodillas
(Pág. 61)
07
Pies
(Pág. 62)

01

¿CÓMO TOCA EL SUELO **LA CABEZA**?

Toda la zona baja (pegada al cuello) y media de la cabeza tiene que estar en contacto con el suelo para que el cuello esté en posición cero. Si adelantas la barbilla, solo estaría en contacto con el suelo la parte más alta de la cabeza, dando lugar a un gran espacio entre el cuello y el suelo.

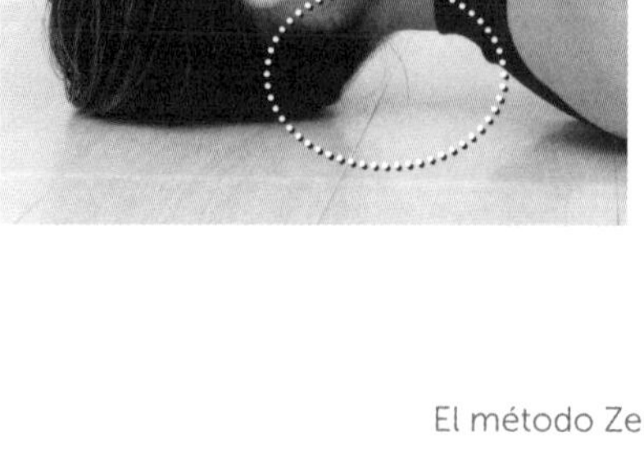

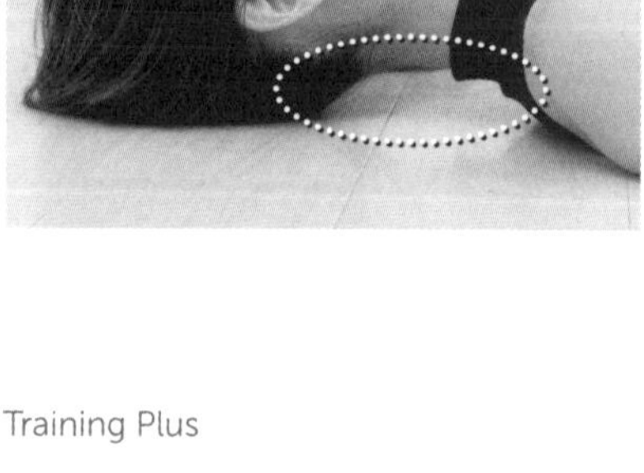

02

¿CÓMO TOCAN EL SUELO **LOS HOMBROS**?

Si los hombros tocan el suelo, estás en la posición cero. Si hubiera un espacio entre los hombros y el suelo, sería señal de que tienes los hombros caídos hacia delante. Comprueba si hay alguna diferencia entre un hombro y otro.

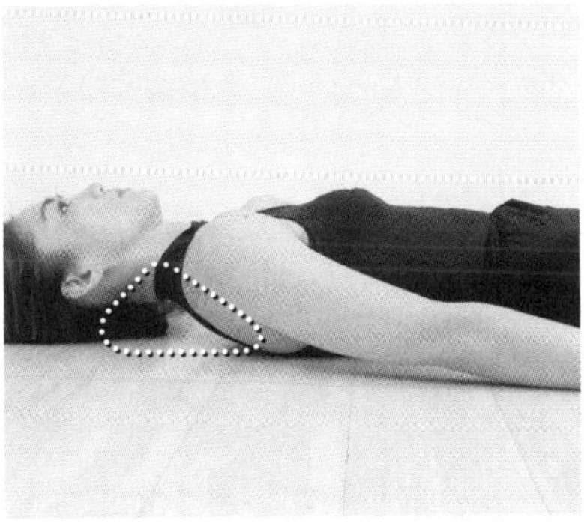

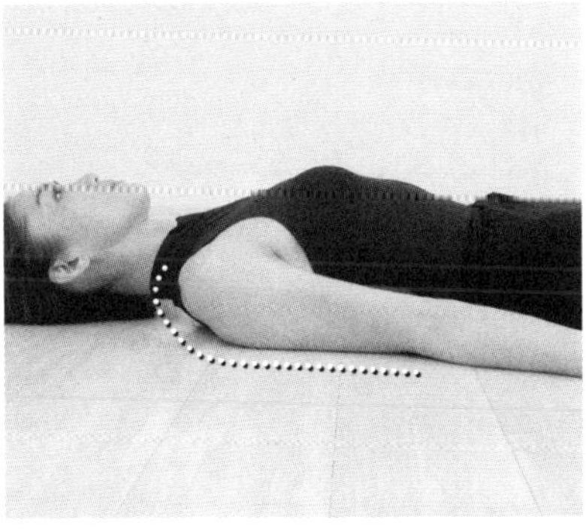

03

¿HACIA DÓNDE MIRAN **LAS PALMAS DE LAS MANOS**?

Si las palmas miran hacia el techo, estarán en la posición correcta. Si están colocadas hacia abajo, sería un indicio de tener los hombros caídos, con lo que tendrías la zona escapular y la axilar contraídas. Es también muy probable que se te hayan acortado los brazos.

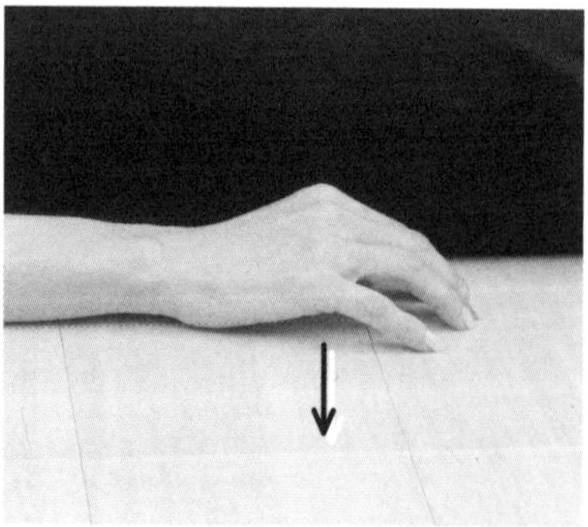

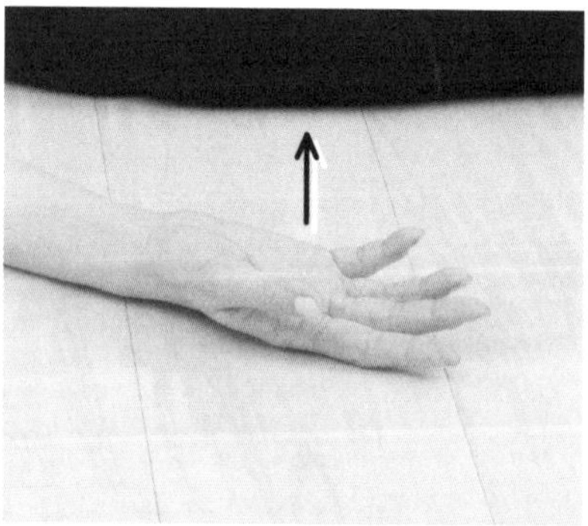

04

¿CÓMO TOCA EL SUELO **LA ESPALDA**?

Cuando la espalda toca por completo el suelo es cuando se está en la posición cero. Si queda un espacio y estás ladeado hacia la derecha o la izquierda, tendrías la espalda contraída.

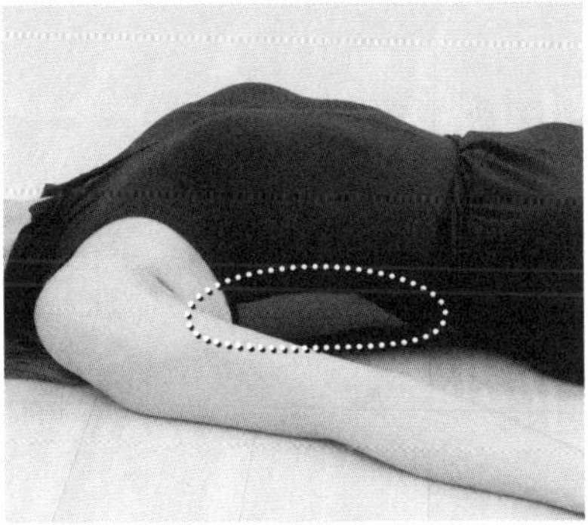

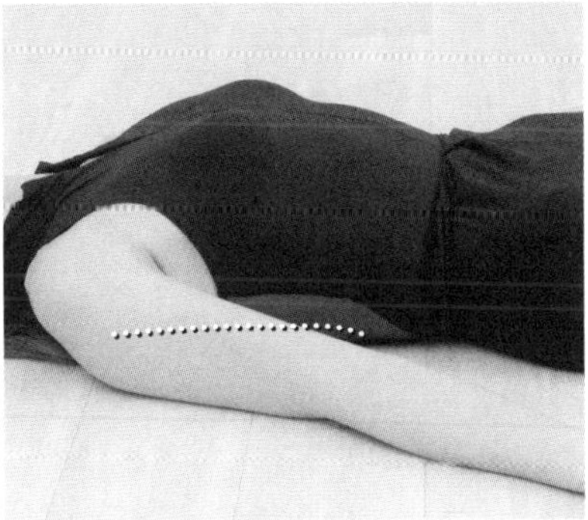

05

¿CÓMO TOCA EL SUELO LA **ZONA LUMBAR**?

Cuando la zona lumbar toca por completo el suelo, estás en la posición cero. Si queda un espacio, está contraída. A veces, hay diferencias entre los lados izquierdo y derecho según la forma de apoyarse. Cuanto más hueco, mayor es la contracción.

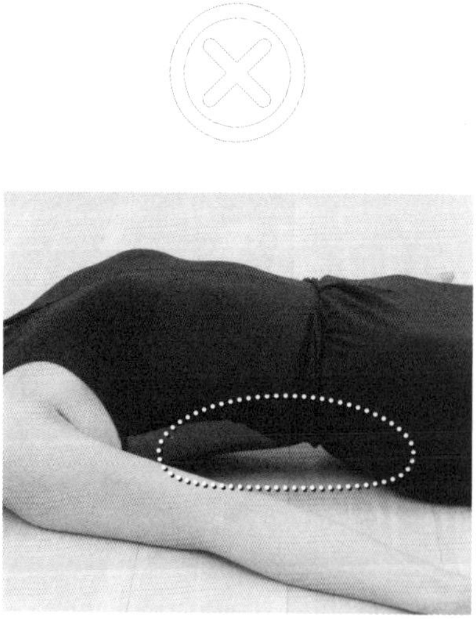

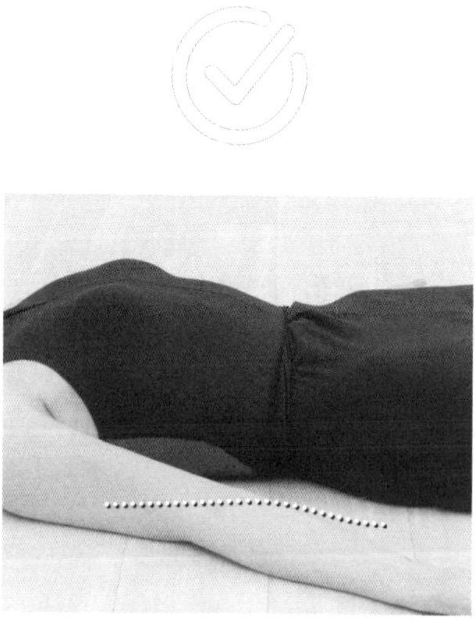

06

¿CÓMO TOCAN EL SUELO **LAS RODILLAS**?

Si hubiera un gran espacio entre el suelo y las rodillas, sería señal de que hay una contracción en la articulación de la cadera y el muslo. Es muy probable que te afecte en la forma de caminar y de mantenerte de pie porque el peso recae sobre las rodillas.

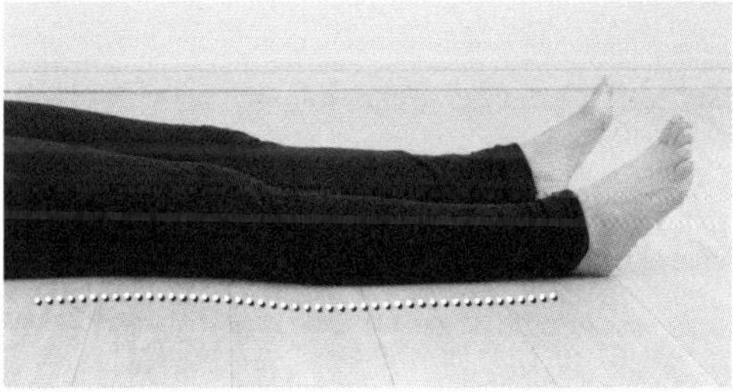

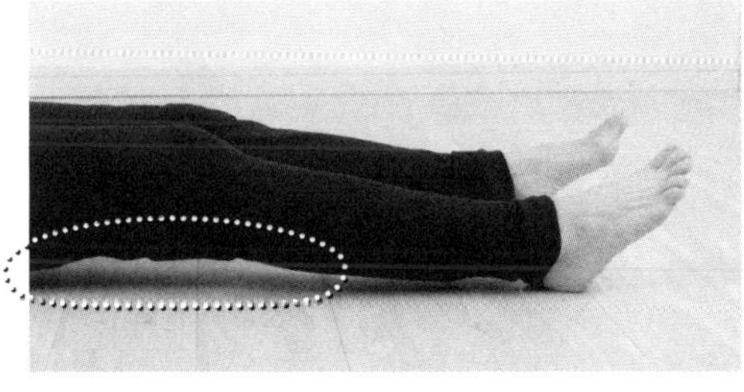

07

¿CUÁNTO SE ABREN **LOS PIES**?

Si los pies caen hacia el exterior y se abren formando un ángulo de unos treinta grados, estás en la posición cero. Si se abren más, es señal de que la articulación de la cadera o de las rodillas están contraídas. Puede haber diferencias entre el izquierdo y el derecho.

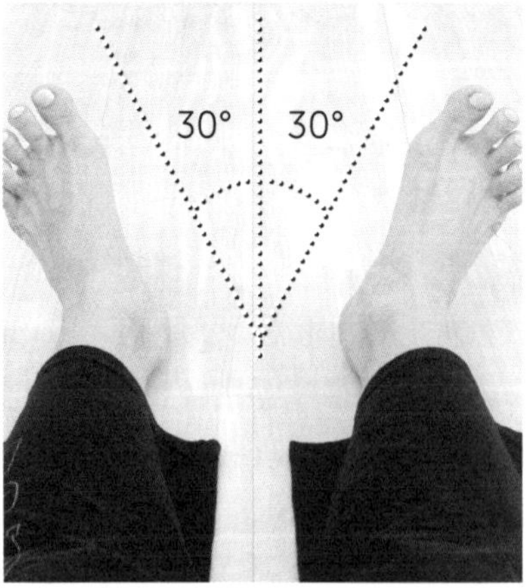

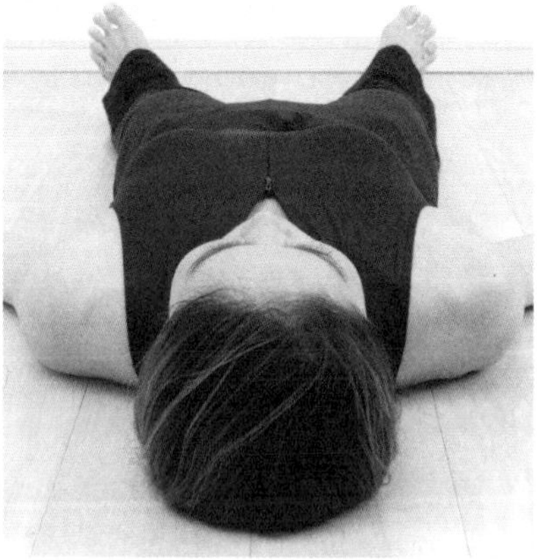

Demasiado
cerrados.

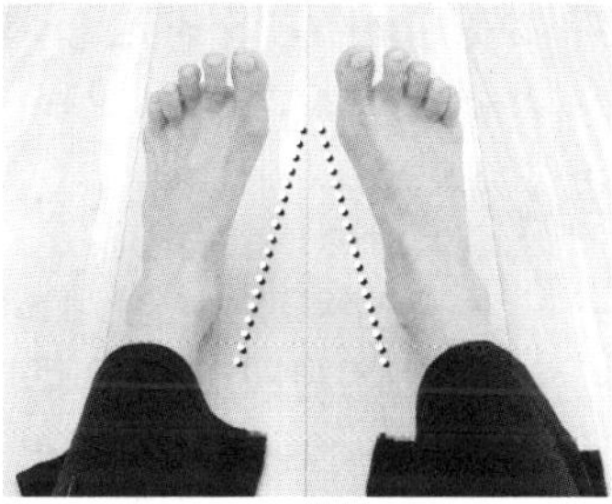

Demasiado
abiertos.

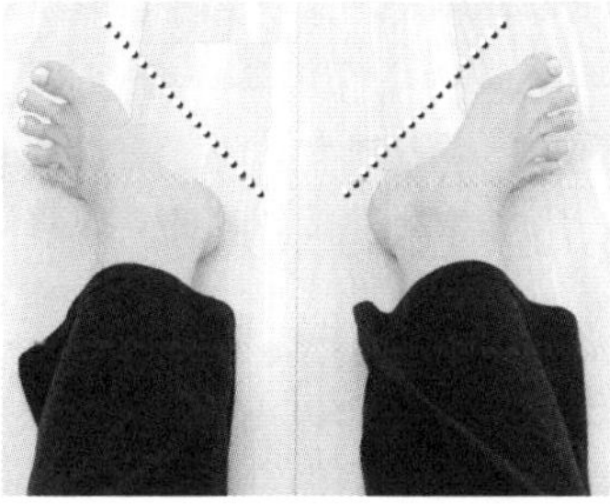

Diferencias
entre izquierdo
y derecho.

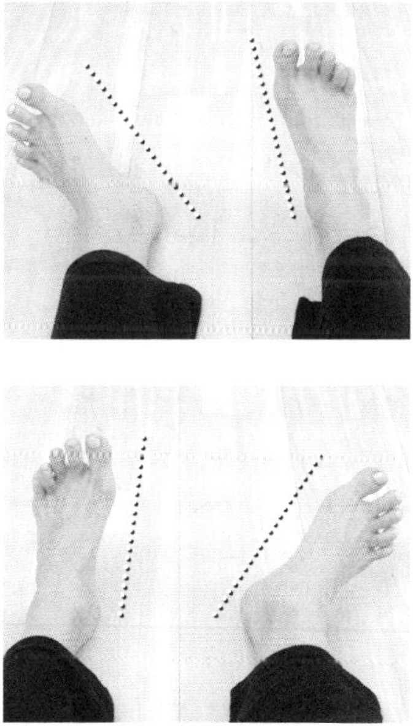

¿Qué tal te ha ido? ¿Qué partes tenías contraídas? Todos nos tumbamos bocarriba, pero es raro que reparemos en estos detalles. Seguro que habrás notado algo.

A partir de la página 83 te presento *El método Zero Training Plus* para resolver los ocho problemas mediante la adopción de unas posturas específicas.

1. Zero Training **Plus 01:**
   corrige la cabeza adelantada (pág. 92)
2. Zero Training **Plus 02:**
   corrige los hombros caídos (pág. 100)
3. Zero Training **Plus 03:**
   corrige las axilas contraídas (pág. 108)
4. Zero Training **Plus 04:**
   corrige la espalda encorvada (pág. 118)
5. Zero Training **Plus 05:**
   corrige la retroversión de la pelvis (pág. 126)
6. Zero Training **Plus 06:**
   corrige la cadera cerrada (pág. 134)
7. Zero Training **Plus 07:**
   corrige las rodillas giradas (pág. 144)
8. Zero Training **Plus 08:**
   corrige los dedos del pie en forma de garra (pág. 152)

Si al tumbarte bocarriba en el suelo **subes la barbilla y notas que fuerzas el cuello y los hombros**, tienes esas partes bastante contraídas y esa zona está más cargada de manera habitual. Ve a *Zero Training 1: corrige la cabeza adelantada.*

Si ves que **hay mucho espacio entre la zona intermedia de los hombros y el suelo, y la palma de las manos mira hacia abajo**, es probable que lleves los hombros caídos y tengas los brazos contraídos. Padeces, entonces, de dolor de hombros y es probable que tengas la afección llamada «hombro congelado», que te impide alzar los brazos. Aquí tendrás que practicar los *Zero Training 2 y 3: corrige los hombros caidos y las axilas contraídas.*

Si lo que te pasa es que **la espalda y las lumbares no tocan completamente el suelo o notas diferencias entre el lado derecho e izquierdo**, significa que tienes esas zonas contraídas y es muy probable que sufras de lumbalgia. Ponte manos a la obra con los *Zero Training 4 y 5: corrige la espalda encorvada y la retroversión de la pelvis.*

Si notas que **las rodillas quedan muy despegadas del suelo**, tienes contraídas la zona de la cadera y los muslos. Seguramente tus rodillas se ven adelantadas cuando estás de pie y caminas con ellas así, lo que provoca que te duelan. Con los *Zero Training 6 y 7: corrige la cadera cerrada y las rodillas giradas* conseguirás estirar esa zona encogida y contraída, y aliviarla.

Si observas que **los ángulos de apertura de un pie y otro son muy diferentes**, es muy probable que tengas contraídos la articulación de la cadera y los dedos de los pies. Recupera la flexibilidad del tronco inferior con los *Zero Training 6 y 8: corrige la cadera cerrada y corrige los dedos del pie en forma de garra.*

Ahora sí, en el siguiente capítulo entramos de lleno a explicar *el método Zero Training Plus.*

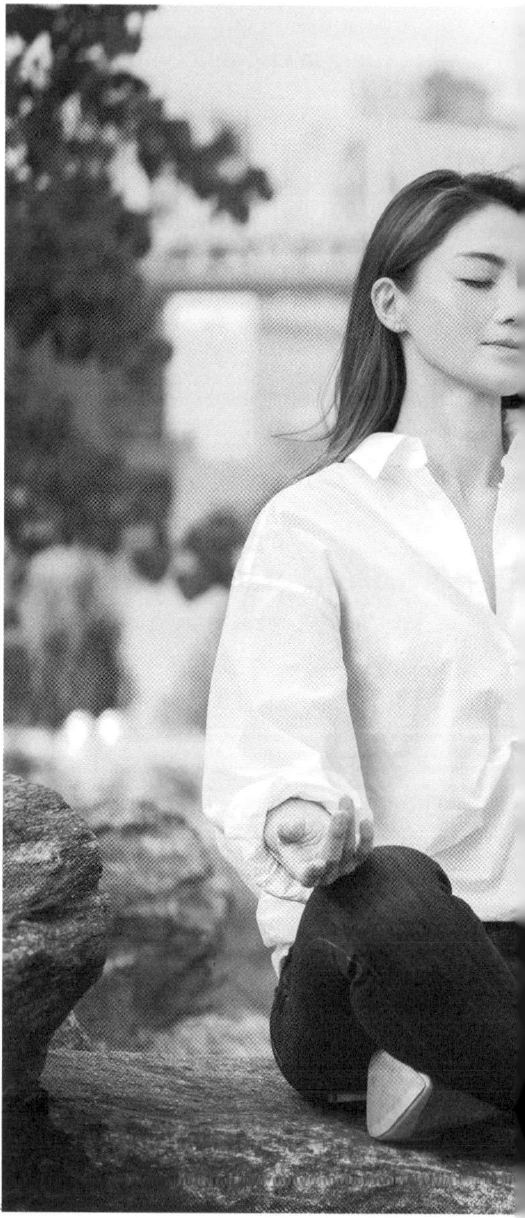

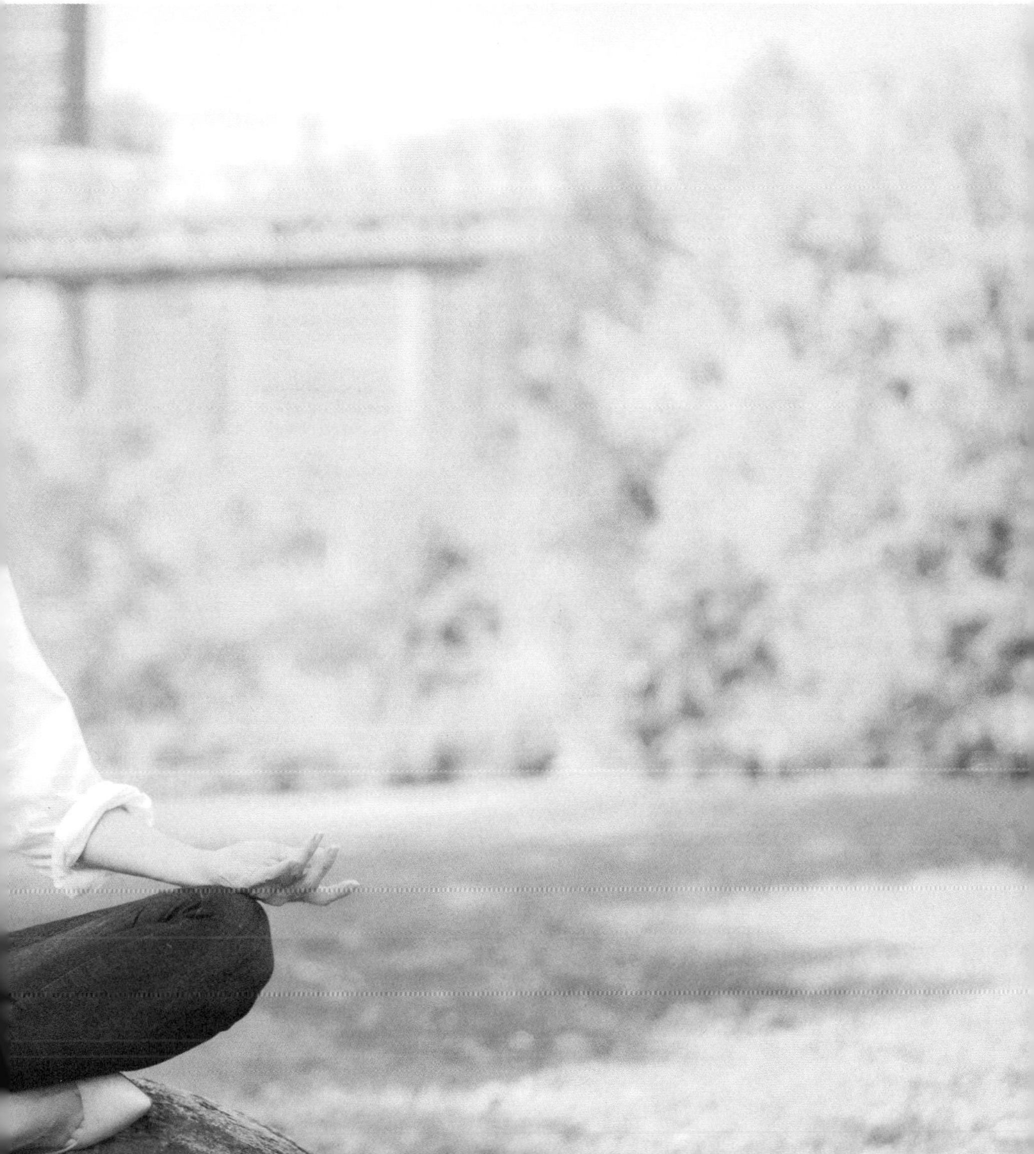

Una buena postura te lleva a estar saludable

3

LOS BENEFICIOS DEL MÉTODO ZERO TRAINING PLUS Y QUÉ TENER A MANO

LOS SIETE BENEFICIOS

Te presento los siete beneficios que tiene el Zero Training Plus.

1. **No hay requisitos de condición física ni de edad.**

Una vez que adoptas la postura adecuada, se trata de mantener la respiración sin moverte. Esto permite que puedan practicarlo personas a las que no les guste el deporte, que no sean muy activas o que tengan una edad avanzada.

2. **Puedes practicarlo tumbado.**

El método Zero Training Plus se basa en mantener posturas estando tumbado. Puedes ponerlo en práctica incluso si estás cansado y no te apetece hacer nada.

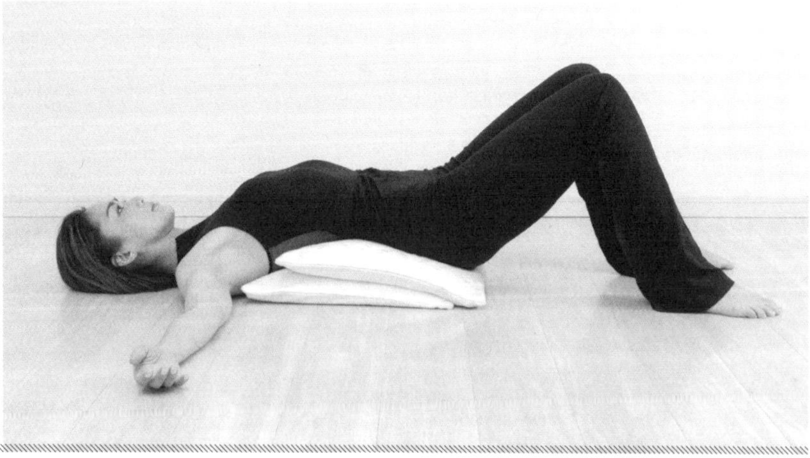

3. **Recuperas el bienestar.**

Mejoras las zonas contraídas, ya sea el cuello, hombros, axilas, espalda, lumbares, cadera o dedos de los pies. Sientes que te pesa menos el cuerpo: es como si te hubieran salido alas. Seguramente mejores de dolencias diversas como tener los hombros cargados, lumbalgia, dolor de rodilla o malestar intestinal con estreñimiento.

4. **Tu postura mejora.**

Al liberar las zonas contraídas, tendrás mejor postura. Tu porte será más grácil estando de pie, caminando y permaneciendo sentado.

5. **Consigues una figura bonita.**

Al aliviar las zonas contraídas, el cuerpo en sí se vuelve más esbelto. También recuperas la movilidad de las articulaciones, lo que te lleva a ser más activo y quemar más calorías; es decir, es como si hicieras dieta sin darte cuenta.

6. **Logras un cuerpo más flexible.**

El método Zero Training Plus consigue que recuperes tu flexibilidad sin necesidad de forzar nada empujando ni tirando. Simplemente consiste en adoptar una postura determinada cada día para, de forma natural, lograr con el tiempo una **apertura de piernas, flexionar el tronco hacia delante y entrelazar las manos en la espalda** sin dificultad. El aumento de flexibilidad evitará que te lesiones con tanta facilidad.

7. Sientes cómo te llenas de energía.

Suena exagerado, pero no lo es. La causa del cansancio y la pesadez corporal suele aparecer por tener partes contraídas. Al recuperar su posición cero, el cuerpo se vuelve ligero y vuelves a disfrutar de un bienestar que no tenías desde hacía tiempo.

Esto te llenará de energía y querrás vivir la vida más plenamente; cada día será pura satisfacción.

Apertura de piernas

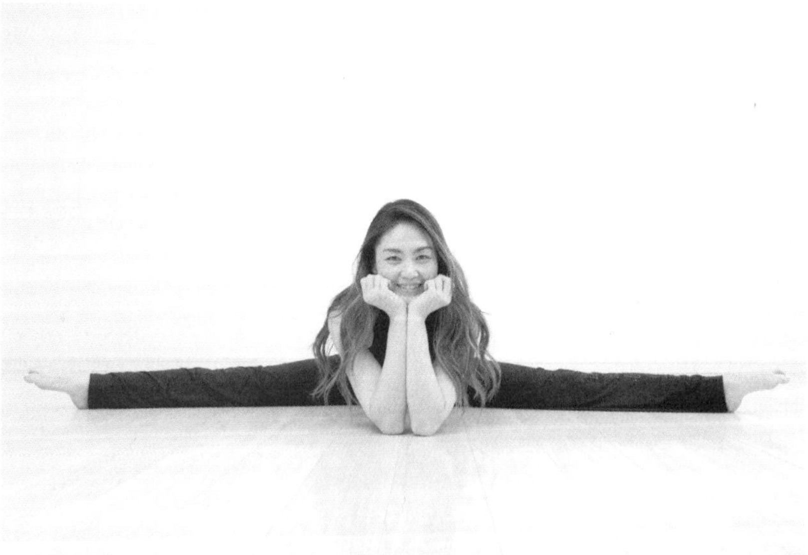

Manos entrelazadas en la espalda

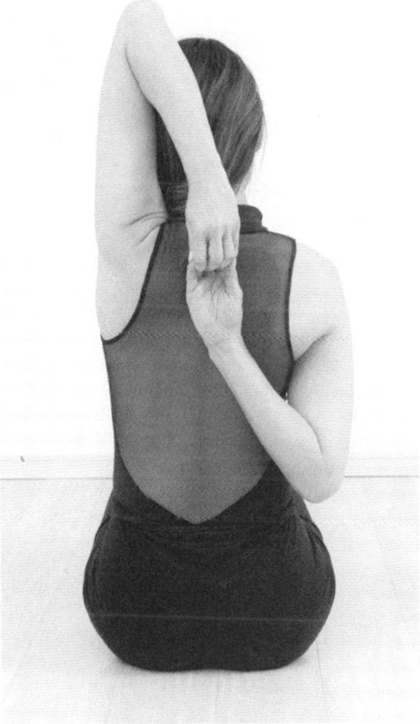

Flexión hacia delante

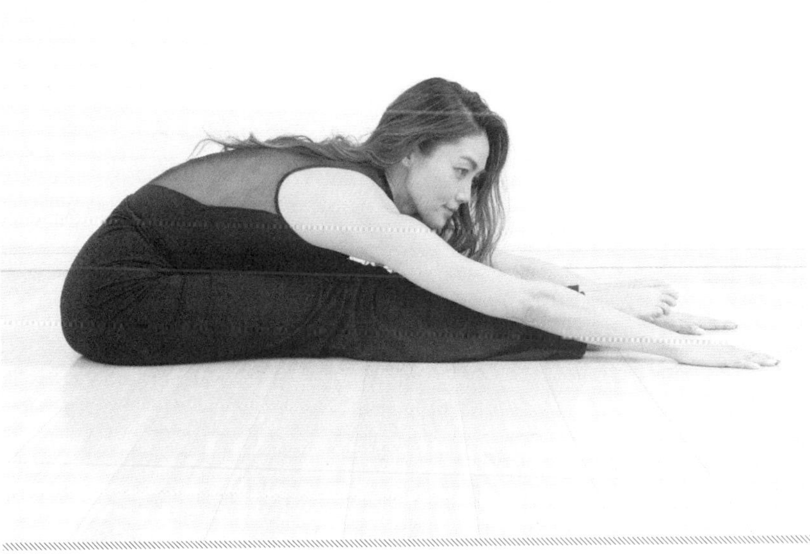

De 10 a 15 minutos

PRESENTACIÓN DE LAS RUTINAS

Hay dos variantes de la rutina para poner en práctica el método: la básica y la específica. Puedes hacer cualquiera de ellas indistintamente.

Objetivo: aliviar todas las partes contraídas en el menor tiempo posible.

Respiración
Zero Training

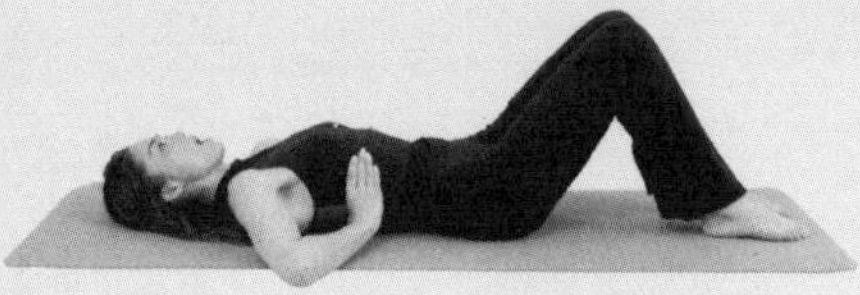

pág 90

Zero Training **Plus (ocho posturas)**

pág 92

01 **Zero Training 1:** corrige la cabeza adelantada

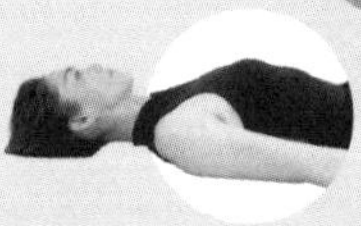

pág 100

02 **Zero Training 2:** corrige los hombros caídos

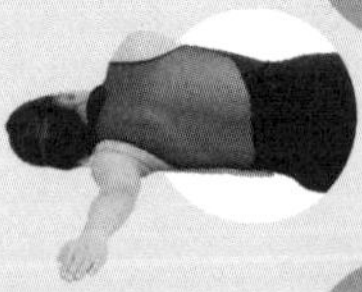

pág 108

03 **Zero Training 3:** corrige las axilas contraídas

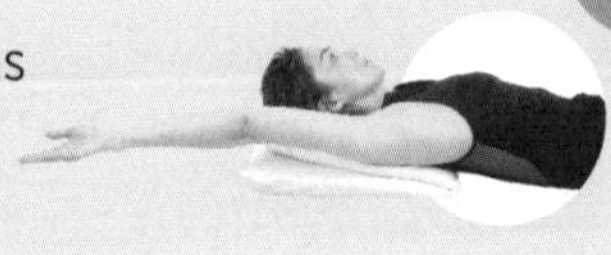

1. RUTINA BÁSICA

pág 118

04 **Zero Training 4:** corrige la espalda encorvada

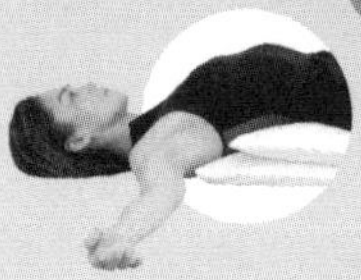

pág 126

05 **Zero Training 5:** corrige la retroversión de la pelvis

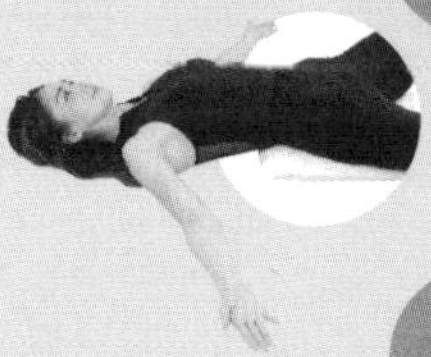

pág 134

06 **Zero Training 6:** corrige la cadera cerrada

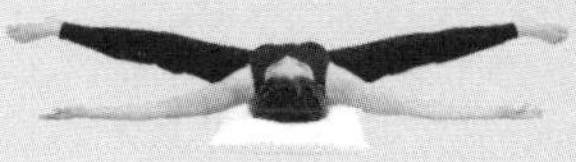

pág 144

07 **Zero Training 7:** corrige las rodillas giradas

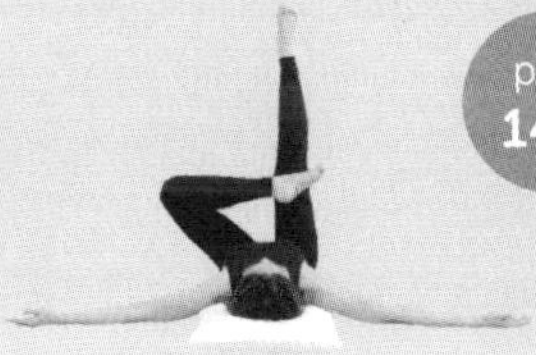

pág 152

08 **Zero Training 8:** corrige los dedos del pie en forma de garra

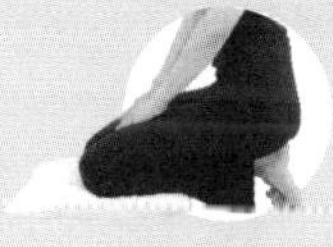

pág 160

Zero Training con el que **te mueves un centímetro** (una postura)

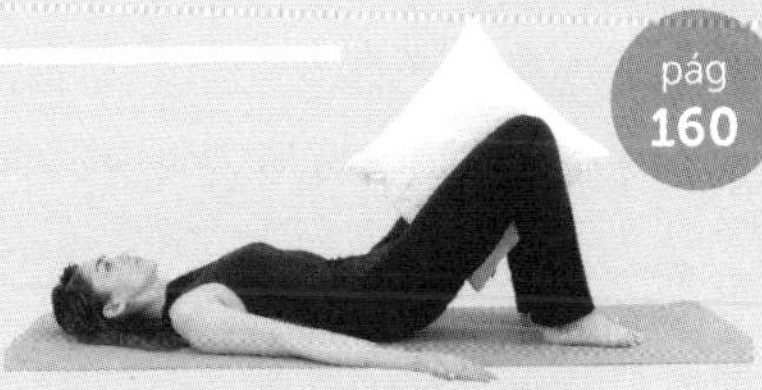

2. RUTINA ESPECÍFICA

De **3** a **5** minutos

Objetivo: aliviar una parte contraída específica en el menor tiempo posible.

Respiración
Zero Training

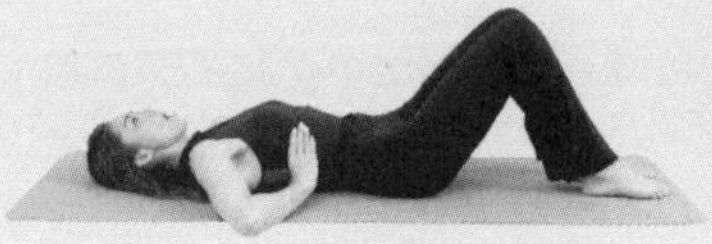

pág 90

Zero Training Plus
(elige una de las ocho posturas)

P. ej.: Zero Training **4:**
corrige la espalda encorvada

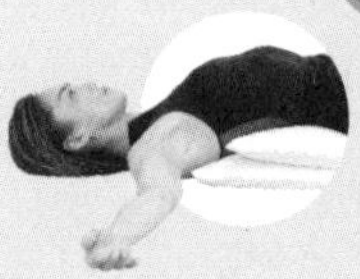

pág 118

Zero Training con el que
te mueves un centímetro
(una postura)

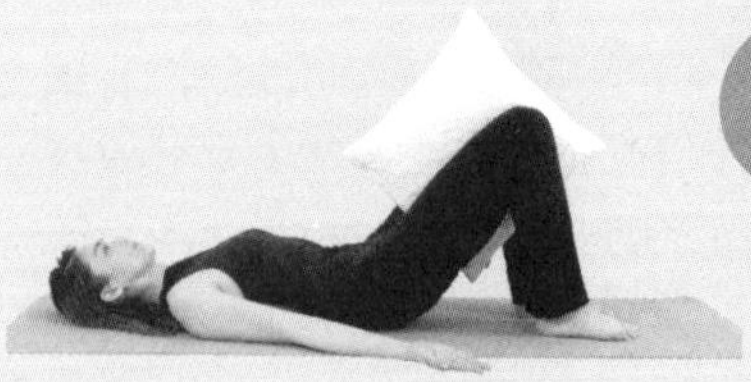

pág 160

Puedes practicar la rutina básica todos los días, pero también puedes recurrir a la rutina específica cuando tengas menos tiempo y reservar la básica para los fines de semana: eres libre de elegir. Cualquiera de los Zero Training se puede hacer entre treinta segundos y un minuto, así que no te será difícil ponerlos en práctica en cualquier momento del día en el que tengas un hueco libre, sea de día o de noche. Pruébalo.

La **rutina básica** consiste en la práctica diaria de la respiración Zero Training, las ocho posturas del método Zero Training Plus y el Zero Training en el que te mueves un centímetro; un total de diez entrenamientos. Esta rutina libera las partes contraídas del cuerpo, así que en poco tiempo verás resultados. En el Zero Training, la respiración es esencial, así que lo primero será dominarla y luego pasar al método Zero Training Plus practicando esta respiración. Creo que te habrás preguntado qué es eso del Zero Training con el que te mueves un centímetro, ¿verdad? Ya lo explicaré un poco más adelante. Continuemos.

La **rutina específica** consiste en la práctica de la respiración Zero Training, elegir una de las ocho posturas del método Zero Training Plus y el Zero Training en el que te mueves un centímetro. Una vez localizada la zona contraída, cómo se describe en el capítulo *Revisa si tienes partes contraídas tendido bocarriba* (ver página 54), deberás centrarte en esa área específica. Por ejemplo, si es la espalda la que tienes contraída y notas que vas encorvado, elige el *Zero Training 4: espalda encorvada*. Si lo necesitas, puedes añadir una postura más a la rutina. En los días de agotamiento máximo, la rutina básica puede resultar más pesada, por lo que para esos días te recomiendo recurrir a esta rutina específica.

◇◇◇◇

Revisa si tienes partes contraídas tendido bocarriba. Como ya he mencionado en el capítulo anterior, antes de pasar al método Zero Training Plus, primero hay que comprobar qué zonas tienes contraídas tendidos de espaldas en el suelo. Si vas a hacer la rutina específica, tendrás que estar atento para observar qué partes te interesa trabajar. Vamos a repasar los puntos de interés a continuación.

LOS SIETE PUNTOS QUE DEBES REVISAR BOCARRIBA

01	El contacto de **la cabeza** con el suelo	Si la barbilla queda adelantada y solo hay contacto con la parte alta de la nuca, es señal de cuello contraído.
02	El contacto de **los hombros** con el suelo	Si hay un gran espacio entre los hombros y el suelo, es señal de hombros adelantados.
03	Palma de **las manos** hacia arriba o hacia abajo	Si las palmas miran hacia abajo (hacia el suelo), es señal de hombros adelantados y zonas escapular y axilar contraídas.
04	El contacto de **la espalda** con el suelo.	Si hay espacio entre la espalda y el suelo, y estás ladeado, es señal de espalda contraída.
05	El contacto de **la zona lumbar** con el suelo	Si hay un espacio, es señal de lumbares contraídas.
06	El contacto de **las rodillas** con el suelo	Si hay un gran espacio entre las rodillas y el suelo, es señal de que la articulación de la cadera y de la parte delantera del muslo están contraídas.
07	El ángulo en el que se abren **los pies**	Si se abren formando un ángulo mayor de treinta grados, es señal de que la articulación de la cadera o de las rodillas están contraídas.

¡PRUEBA ESTOS!

Zero Training para corregir la cabeza adelantada

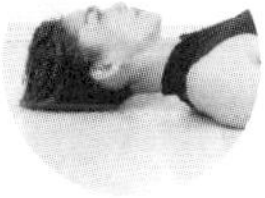

pág 92

¡PRUEBA ESTOS!

Zero Training para corregir los hombros caídos
Zero Training para corregir las axilas contraídas

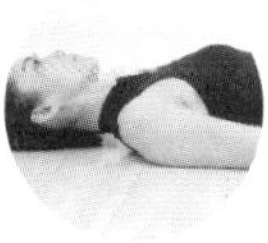

pág 100
pág 108

¡PRUEBA ESTOS!

Zero Training para corregir los hombros caídos
Zero Training para corregir las axilas contraídas

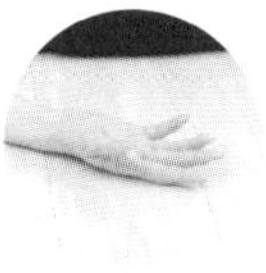

pág 100
pág 108

¡PRUEBA ESTOS!

Zero Training para corregir las axilas contraídas
Zero Training para corregir la espalda encorvada

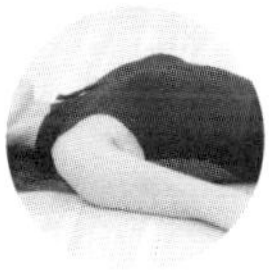

pág 108
pág 118

¡PRUEBA ESTOS!

Zero Training para corregir la espalda encorvada
Zero Training para corregir la retroversión de la pelvis

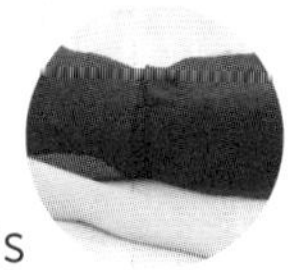

pág 118
pág 126

¡PRUEBA ESTOS!

Zero Training para corregir la cadera cerrada
Zero Training para corregir las rodillas giradas

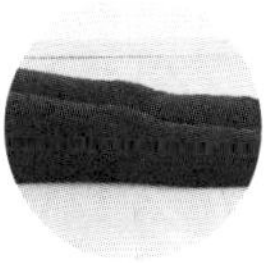

pág 134
pág 144

¡PRUEBA ESTOS!

Zero Training para corregir la cadera cerrada
Zero Training para corregir los dedos del pie en forma de garra

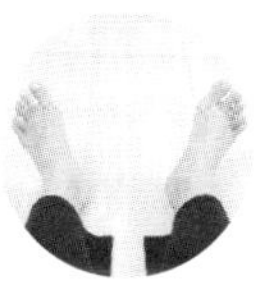

pág 134
pág 152

TRES CLAVES MUY IMPORTANTES

1

No te excedas en el tiempo

El método Zero Training Plus destaca por conseguir que te sientas bien, por eso mismo corres el riesgo de excederte en la práctica. Cada Zero Training debe durar entre treinta segundos y un minuto. Como máximo, tres minutos, ojo con eso. Por muy bien que te haga sentir, si mantienes la misma postura, por ejemplo, durante quince o treinta minutos, al final terminarías sobrecargando el cuerpo y sería contraproducente.

2

No fuerces el estiramiento

No debes forzar ninguna postura que te produzca dolor, sino llegar a un setenta u ochenta por ciento más o menos de tu límite para que te haga sentir a gusto. No hay que llegar al límite. Al forzar el estiramiento por querer obtener resultados pronto, corres el riesgo de lesionarte. Si en cualquier momento en el que estés manteniendo una postura sientes entumecimiento u hormigueo, no sigas. Esa sensación de acartonamiento es señal de compresión del nervio.

3

Deshaz la postura lentamente mientras inhalas

Con cada una de las posturas del método Zero Training Plus nos mantenemos quietos durante aproximadamente un minuto. Tras ese tiempo, regresamos a nuestra postura original. Es ahí cuando viene el momento peliagudo: si intentas hacerlo rápidamente, podrías hacerte daño, así que debes tener cuidado y deshacer la postura muy lentamente sin dejar de respirar.

A partir del siguiente capítulo pasamos a desvelar por fin el método Zero Training Plus.

4

¡A POR EL MÉTODO ZERO TRAINING PLUS!

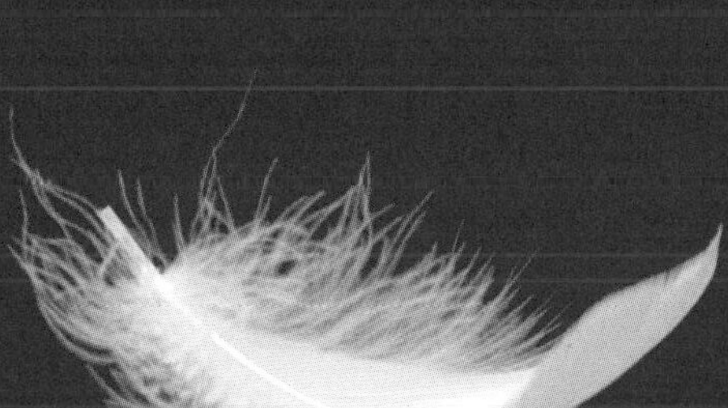

Ahora sí, vamos a entrar de lleno en el método Zero Training Plus. En primer lugar, para liberar el cuerpo del agarrotamiento, tendrás que dominar *la respiración Zero Training*. Esta respiración se va a usar para todas las posturas. A continuación, te enseñaré las posturas del método Zero Training Plus más el Zero Training con el que te mueves un centímetro para fortalecer el tronco y poder mantener una buena postura. Ahora sí. ¡Adelante!

Qué tener a mano: dos cojines (también pueden ser almohadas o toallas grandes)

¡No hay mejor complemento para el método Zero Training Plus!

Lo único que debes tener a mano son dos cojines, preferiblemente uno cuadrado de 45×45 centímetros, la medida más estándar. Son la clave para liberar las partes encogidas del cuerpo de una manera espectacular. Si no tienes cojines, puedes usar almohadas o toallas grandes, obtendrás los mismos beneficios.

Uno sobre el otro

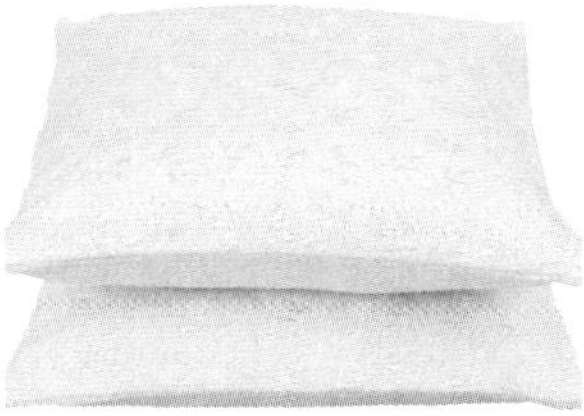

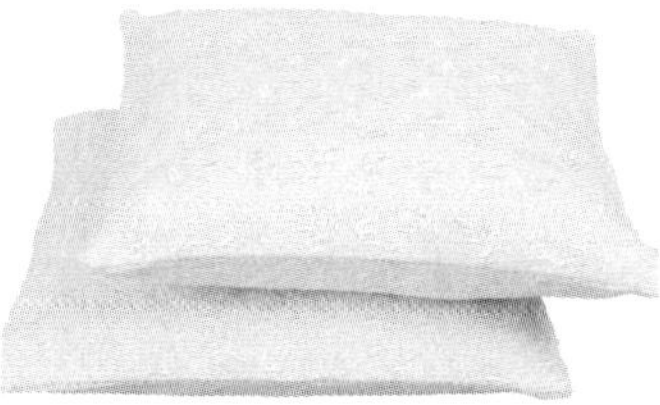

Uno al lado del otro

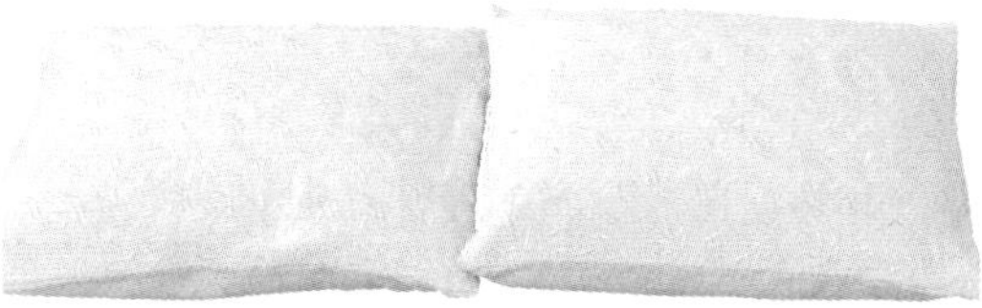

Solo uno

LA RESPIRACIÓN

Respiración abdominal

Primero, relajaremos el cuerpo.

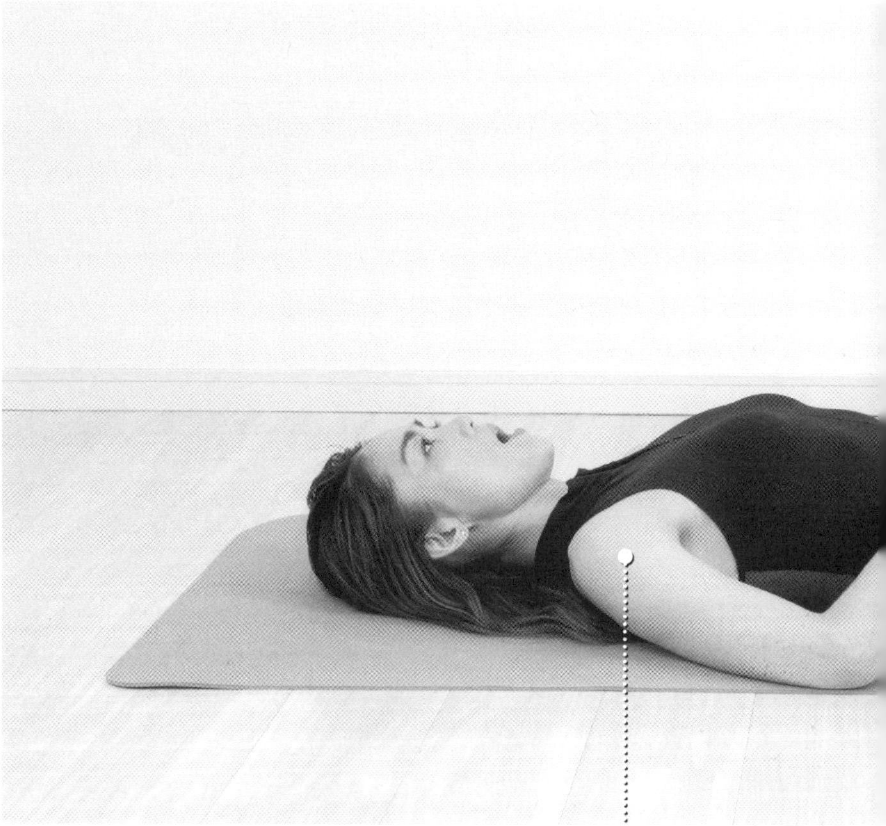

Al espirar, abre la boca como dejando escapar un suspiro. Si contraes la boca, contraerás el cuello y los hombros.

Bocarriba, coloca las manos sobre el abdomen. Inspira por la nariz durante tres segundos con tranquilidad, e hincha el vientre. Después, espira haciendo un ruido como de suspiro durante siete segundos, y contraes, al mismo tiempo, el abdomen todo lo que puedas.

3
repeticiones

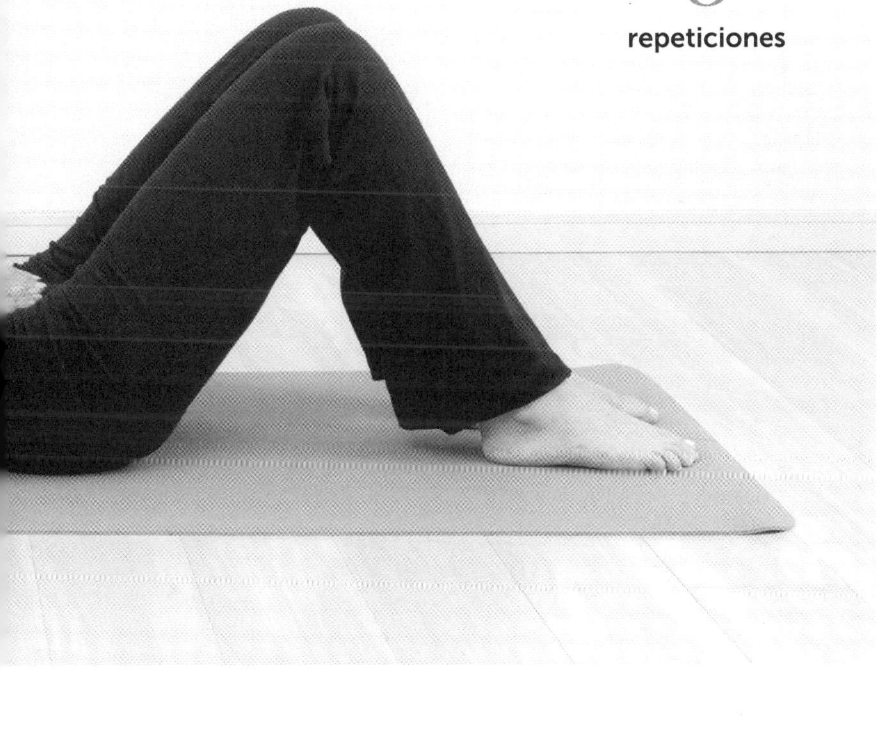

LA RESPIRACIÓN

Respiración torácica

Apertura y cierre de la caja torácica.

El dedo pulgar mira hacia la espalda, el resto de los dedos sujeta lateralmente las costillas. Así es más fácil comprobar si se extiende hacia atrás y a los lados.

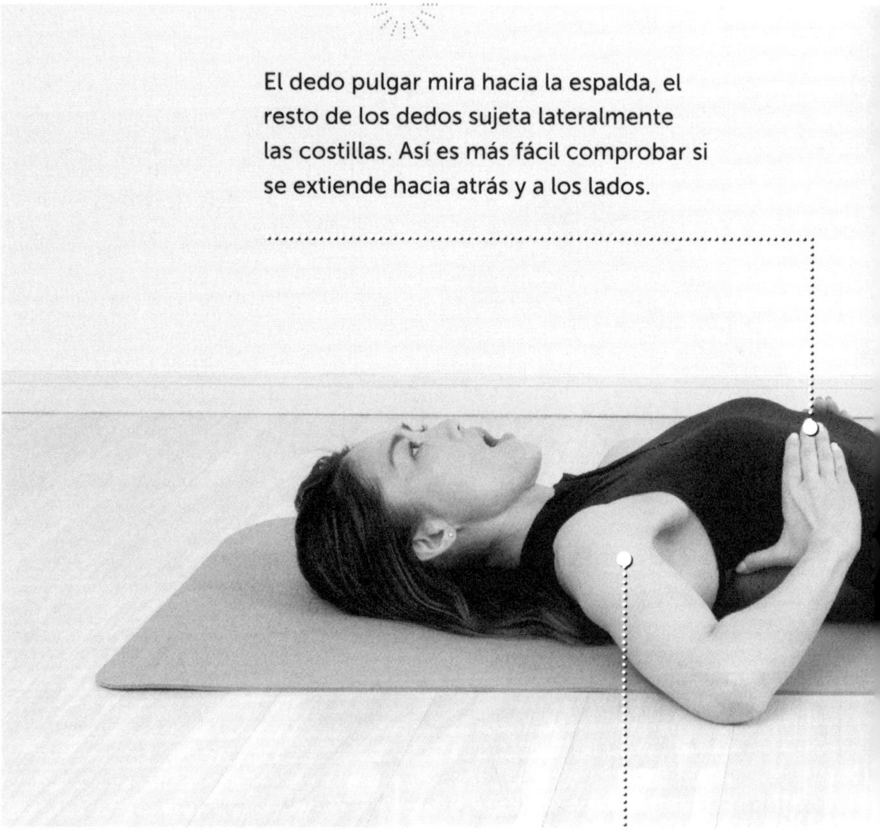

Al espirar, abre la boca como dejando escapar un suspiro. Si contraes la boca, contraerás el cuello y los hombros.

En la respiración anterior, la abdominal, hemos visto cómo expandimos el abdomen. En la respiración torácica se trata de abrir las costillas. Coloca ambas manos alrededor de estas, como puedes apreciar en la foto, e inspira despacio por la nariz durante tres segundos a la vez que expandes la caja torácica hacia los lados y atrás.

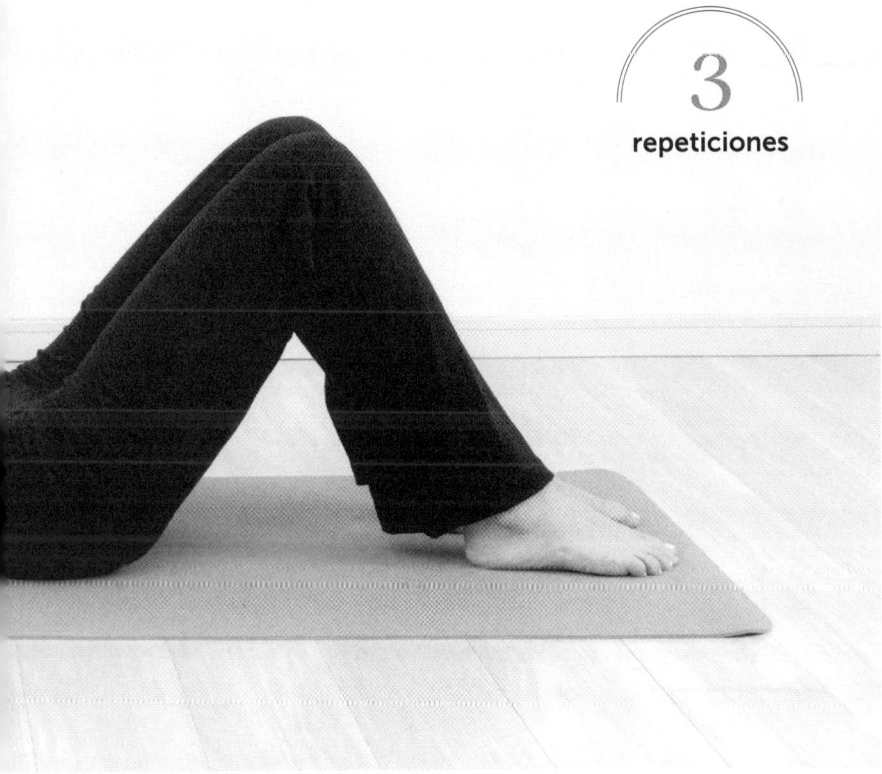

Después, espira por la boca durante siete segundos como si suspiraras mientras cierras la zona de las costillas.

LA RESPIRACIÓN DEL MÉTODO ZERO TRAINING

¡Es la respiración para liberar el cuerpo!

Inspira con calma, relájate.

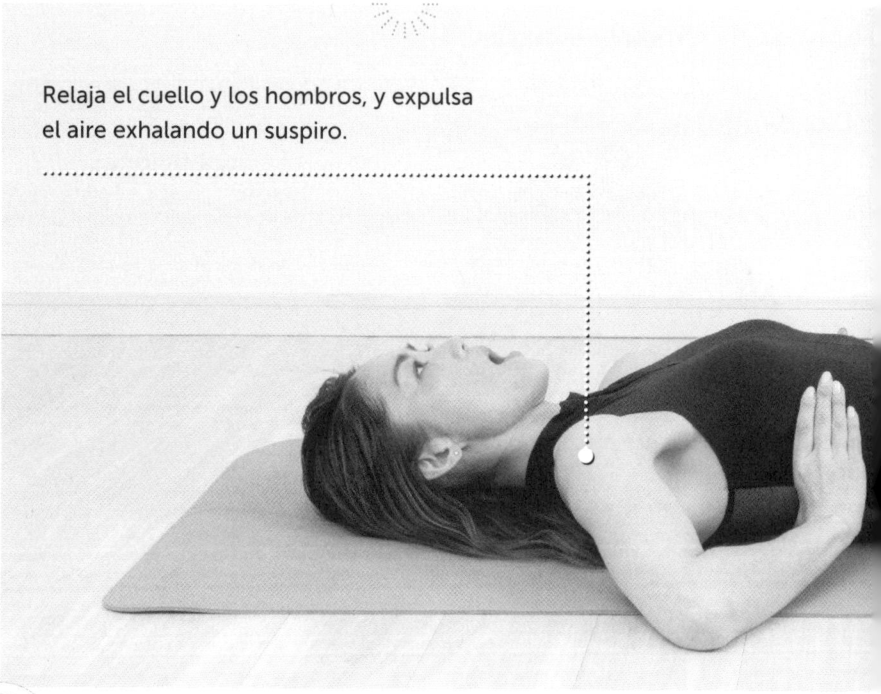

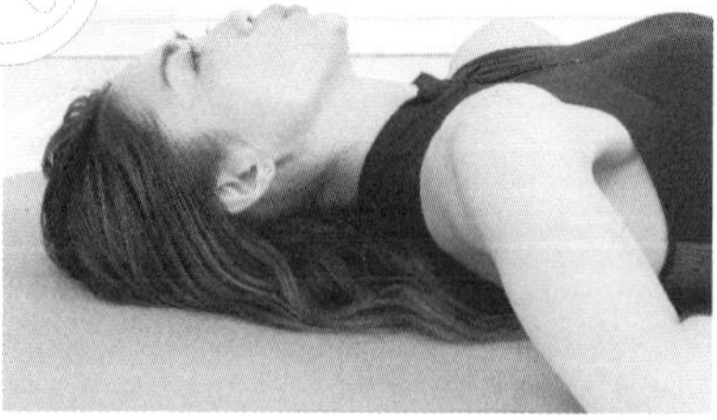

Espira con la boca abierta, haciendo un sonido como de suspiro. Si espiras cerrando la boca o inspiras subiendo la barbilla, forzarás el cuello o los hombros, esto sería contraproducente.

La respiración Zero Training consiste en realizar de forma simultánea las respiraciones abdominal y torácica. Con ella conseguirás liberar y relajar todo el cuerpo para llevarlo a la posición cero.

Sujeta con las manos tanto las costillas como la espalda e inspira durante tres segundos por la nariz haciendo que se expanda el abdomen y la caja torácica.

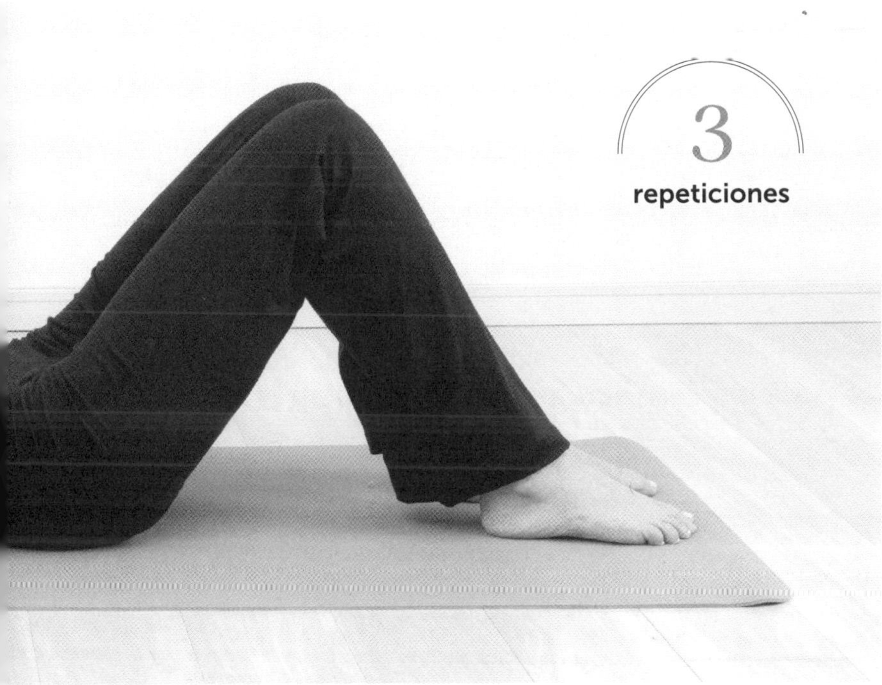

3
repeticiones

No solo se expande la parte delantera del cuerpo, sino también la trasera y los lados. Imagina que eres como un globo que se hincha. A continuación, espira por la boca durante siete segundos, como si suspiraras, contrae el abdomen y cierra la zona de las costillas.

01

ZERO TRAINING PLUS-01

CORRIGE LA CABEZA ADELANTADA

Fíjate en el cuello y en la posición de la cabeza de la gente que camina por la calle. Verás que la mayoría va con la cabeza adelantada, lo que causa dolores en hombros y lumbares.

¿Qué se puede hacer para corregirlo?

La posición cero actúa sobre las siguientes afecciones:

- Dolor de cuello
- Dolor de hombros
- Lumbalgia
- Dolor de cabeza
- Fatiga ocular
- Cansancio general

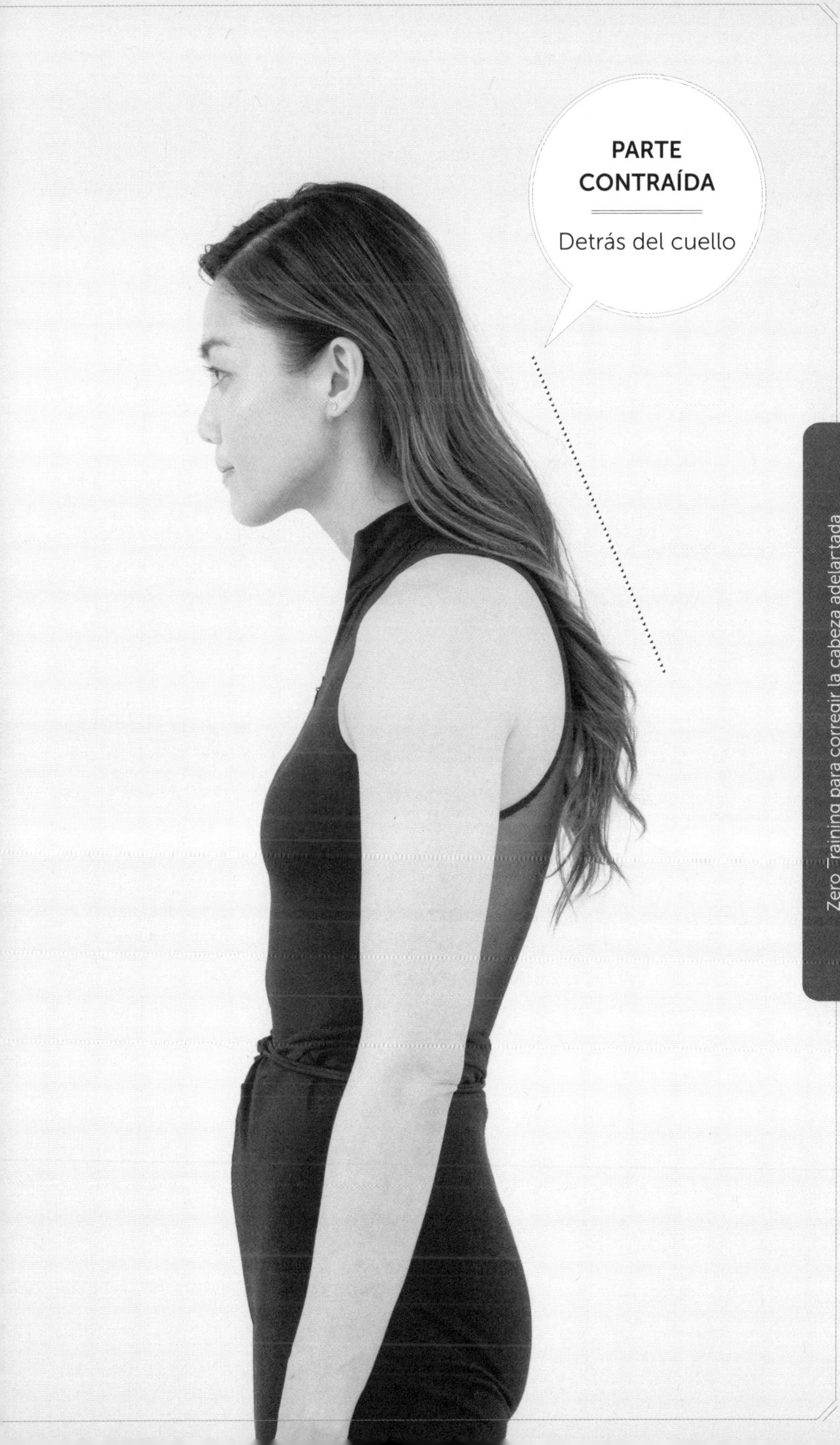
PARTE
CONTRAÍDA
Detrás del cuello

¿POR QUÉ EN ÁFRICA TRANSPORTAN OBJETOS CON LA CABEZA?

Es un hecho que casi todo el mundo va con la cabeza adelantada, eso afecta también a la posición del cuello. Fíjate bien en el ángulo que forma el cuello con respecto al cuerpo. Te sorprenderá ver a tantísima gente con la cabeza adelantada. De hecho, tú mismo, si te miras en un espejo, es probable que descubras que tienes esa postura.

Con la cabeza adelantada, el cuello se inclina hacia delante y hace que llevemos la barbilla hacia arriba, por eso la parte trasera del cuello se contrae. Los gestos que requieren mirar hacia arriba o girar la cabeza te resultarán, en este caso, complicados de llevar a cabo.

En la vida diaria, hay muchas acciones que requieren doblar el cuello y la cabeza hacia delante, como mirar el móvil, cocinar o pasar la aspiradora; esto provoca rigidez en todos los músculos de alrededor y es la causa de dolores en el cuello y hombros, así como de fatiga ocular. También te sentirás siempre con pesadez y cansancio.

Además, tener la cabeza adelantada provoca que el cuello soporte todo el peso y, para compensar el efecto de la gravedad, recurre a la espalda y a las lumbares haciendo que se queden contraídas cargando con peso extra. De ahí la lumbalgia y que sientas que el cuerpo te pesa. Ya ves que es mejor corregirlo cuanto antes.

Seguramente hayas visto que en África cargan con peso sobre la cabeza, y tiene su lógica. Si te fijas, suelen mantener una postura muy buena cuando llevan peso encima. De tener la cabeza adelantada, no solo perderían estabilidad, sino que, sin duda alguna, se lesionarían el cuello.

La posición cero en este caso **es cuando el cuello se alinea recto con la espalda**. Es la postura más cómoda para que la gravedad no le afecte tanto. Al colocar peso manteniendo esa postura, es difícil que la carga se sienta pesada, de ahí que puedan portar tanto peso durante tanto tiempo, porque de llevar la carga en las manos, sería imposible.

Ahora piensa en una bailarina de ballet. Es como si tiraran de una cuerda hacia arriba: va muy recta y tiene el cuello muy largo, ¿verdad? En realidad, el cuello de todo el mundo es así de largo. Ahora vamos a pasar a presentar el Zero Training para que las personas que tienen la cabeza adelantada con el cuello inclinado pasen a tener un cuello de bailarina, bien esbelto. Es tan sencillo que te sorprenderá, pero no por ello deja de ser súper efectivo.

VERSIÓN SUELO

ZERO TRAINING PLUS-01

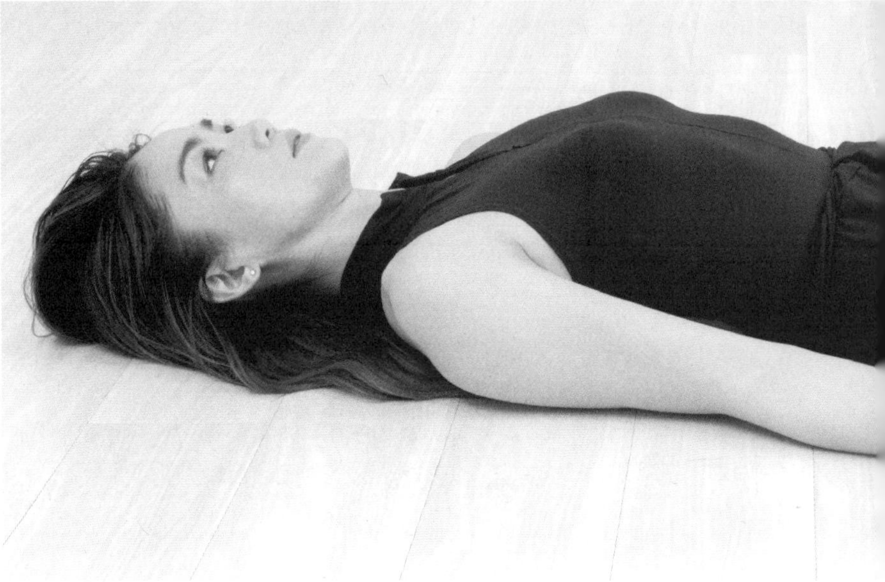

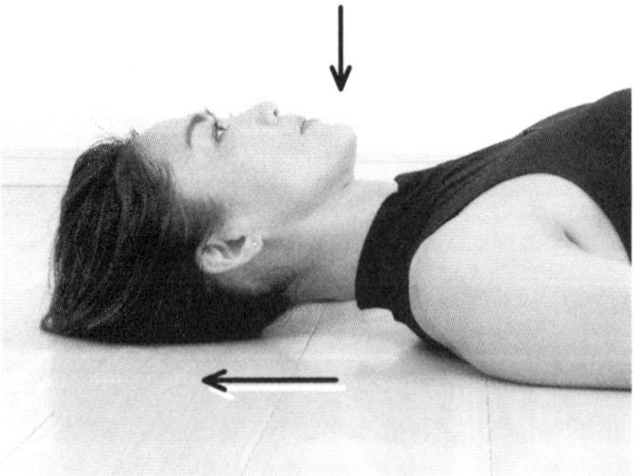

Baja la barbilla y estira la parte trasera del cuello.

Túmbate bocarriba en el suelo y baja la barbilla para que la parte baja de la cabeza (pegada al cuello) toque el suelo. Mantente inmóvil y haz tres respiraciones Zero Training (treinta segundos en total).

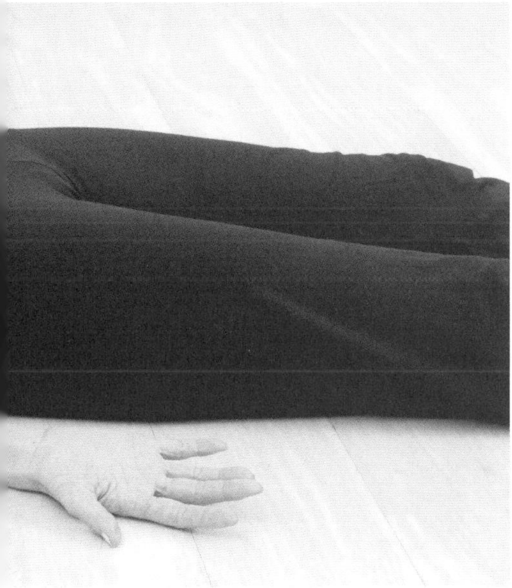

30
segundos

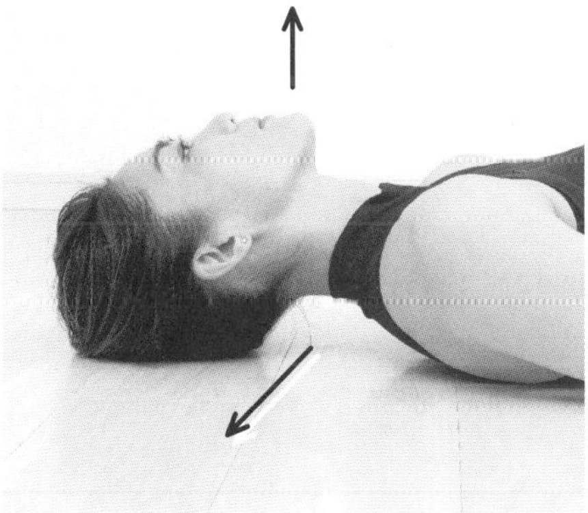

Si subes la barbilla, la parte trasera del cuello queda contraída.

¡A por el método Zero Training Plus!

VERSIÓN TODOTERRENO

ZERO TRAINING PLUS-01

30 segundos

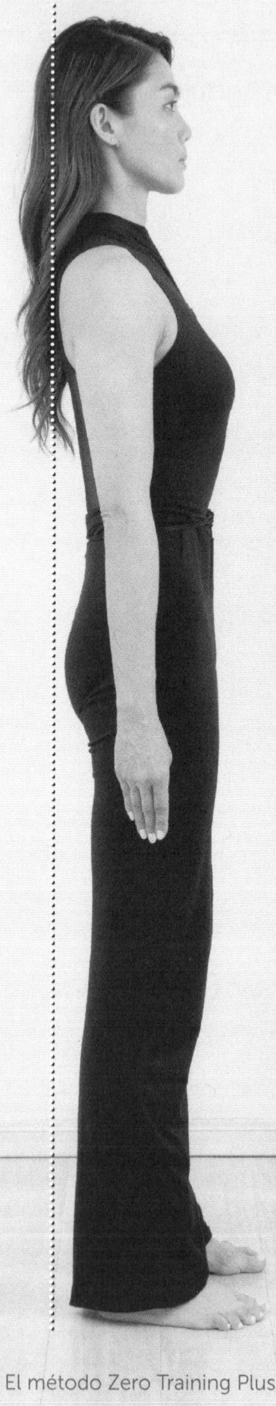

El método Zero Training Plus

Baja la barbilla para pegar la cabeza, la espalda, los talones y la parte baja de la cabeza (pegada al cuello) a la pared. Mantente inmóvil y haz tres respiraciones Zero Training.

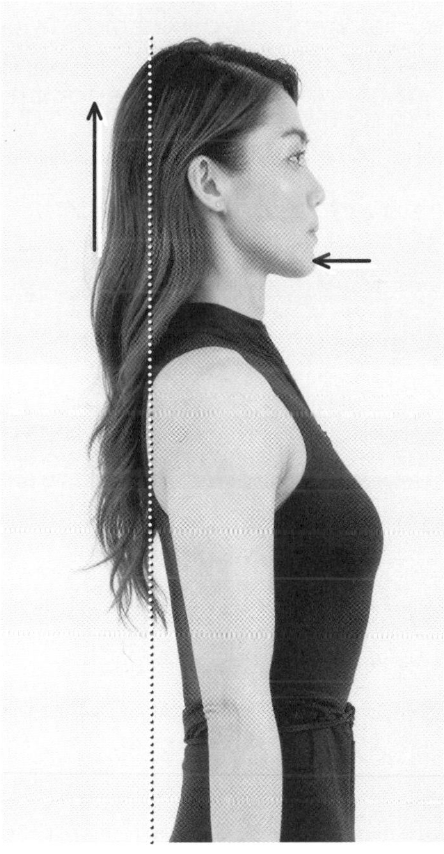

02

ZERO TRAINING PLUS-02

CORRIGE LOS HOMBROS CAÍDOS

Los hombros rotan hacia delante. Esta postura se suele relacionar con el uso del móvil al inclinar el cuello hacia delante, mirar hacia abajo y encorvar la espalda.

Cada vez hay más gente con los hombros así.

La posición cero actúa sobre las siguientes afecciones:

- Dolor de cuello
- Hombro congelado
- Dolor de espalda
- Lumbalgia
- Trastornos gastrointestinales
- Estreñimiento
- Disfunciones neurológicas

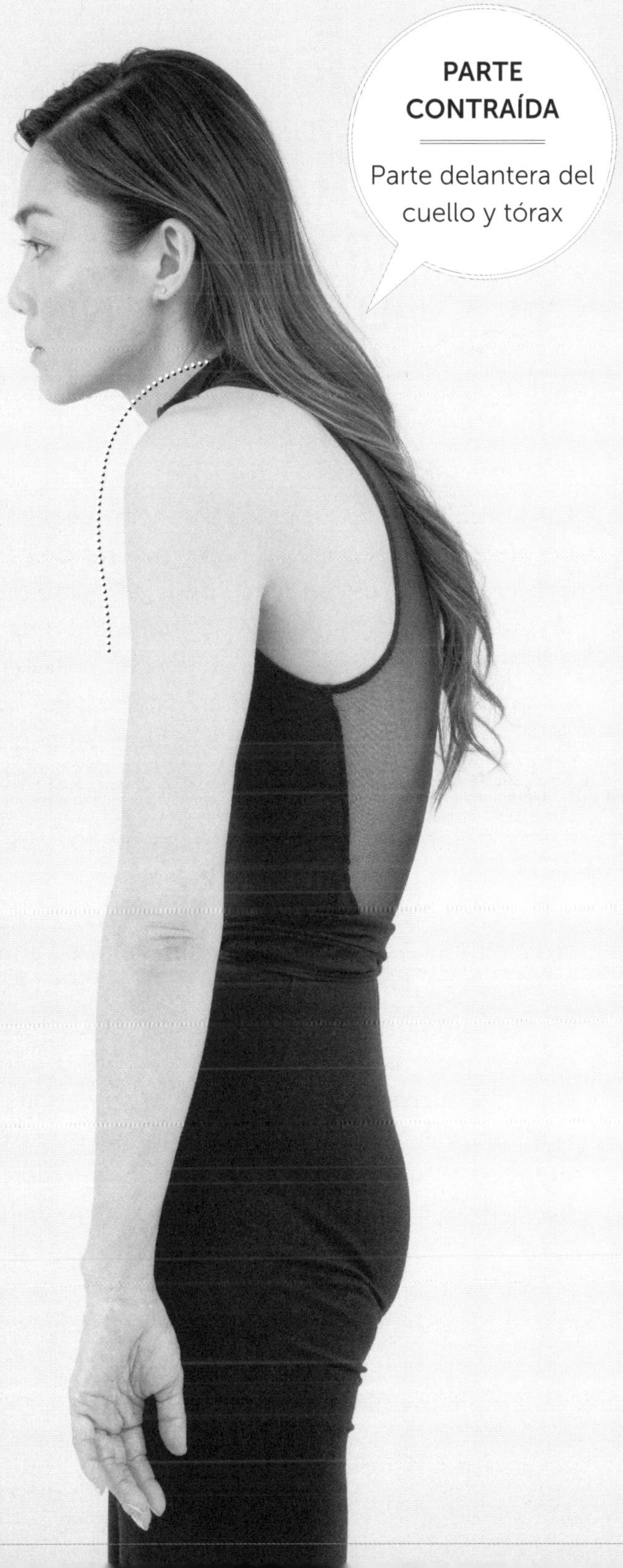
PARTE CONTRAÍDA
Parte delantera del cuello y tórax

¿HACIA DÓNDE MIRAN LAS PALMAS DE LAS MANOS?

Los hombros caídos son una dolencia que afecta a todo el mundo. No solo es el origen de contracturas de hombros y espalda, o de la afección del hombro congelado, sino que es mucho más: al rotarlos hacia dentro, se contraen los músculos pectorales. A muchas personas les provoca también malestar intestinal, como estreñimiento o, todo lo contrario, diarrea. Por otra parte, el pecho se cae, el vientre se abulta y los glúteos tienden a la flacidez. Todo esto se traduce en que los hombros caídos afectan al organismo y pueden alterarlo.

Normalmente somos conscientes de que vamos con los hombros caídos, pero si no estás seguro de si tú vas así, hay formas de comprobarlo. Ponte de pie con el cuerpo relajado. ¿Hacia dónde mira la palma de las manos? Si las palmas miran hacia los lados del cuerpo, no requiere mayor preocupación. Sin embargo, **si miran más bien hacia atrás, significa que tus hombros están un poco rotados hacia el interior. Si mirasen completamente hacia atrás, estaríamos ante un caso grave de hombros caídos**.

Por lo general, cuando una persona tiene los hombros caídos es porque los contrae sin darse cuenta. A su vez, contrae los pectorales, que tiran de la espalda y hacen que se encorve, provocando rigidez. De esta manera, perdemos energía sin darnos cuenta.

Lo ideal es tener el control de cuándo tu cuerpo está activo o tenso y cuándo inactivo o relajado. Que trabaje cuando esté en movimiento y que descanse cuando esté en reposo. Si permanece en tensión, desperdiciarás fuerzas sin que sea necesario.

Si te notas siempre con cansancio, incluso después de dormir mucho, es probable que sea debido a esa pérdida de energía mencionada anteriormente. Hay que ponerse enseguida manos a la obra para solucionar esos hombros caídos y volver a una postura en la que estén relajados.

Asimismo, con los hombros caídos se tiende a respirar de manera más superficial, pues los pectorales también están contraídos, y se entorpece el trabajo del diafragma. El movimiento diafragmático es esencial para una respiración profunda. Es decir, con los hombros caídos se respira de una manera en que no se llenan por completo los pulmones.

Quienes tienen más papeletas de sufrir hombros caídos son **aquellos que pasan muchas horas sentados**. Con una vida sedentaria y una mala postura, los hombros tienden a rotar hacia delante.

Para eso está el Zero Training: para corregir los hombros caídos. Se trata de mantener una postura sin tener que moverte y sentir cómo el bienestar se apodera de ti. No dudes en probarlo.

ZERO TRAINING PLUS-02

VERSIÓN SUELO

Qué tener a mano:

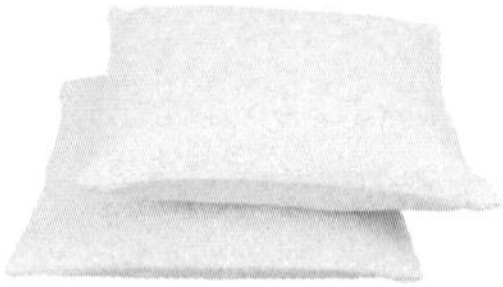

2 COJINES

Apilados de forma que el de abajo sobresalga un poco.

Túmbate bocabajo con el pecho sobre los cojines y extiende el brazo izquierdo en perpendicular al cuerpo, mientras apoyas la palma de la mano derecha contra el suelo. Dobla la rodilla derecha hacia atrás y rota toda la pierna hacia el lado izquierdo. Mantente inmóvil y haz tres respiraciones Zero Training (treinta segundos en total). Haz lo mismo con el otro lado.

30 segundos

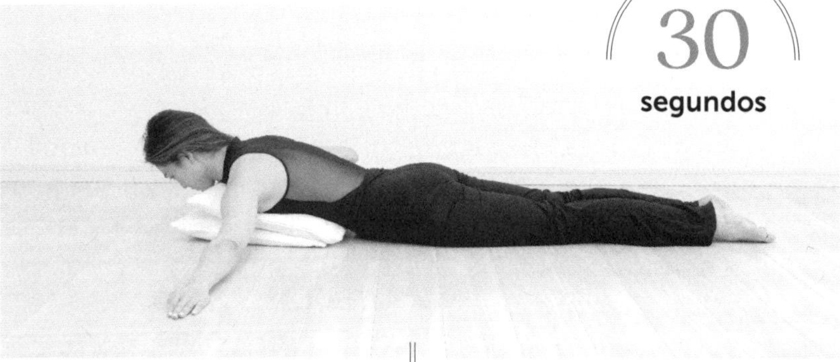

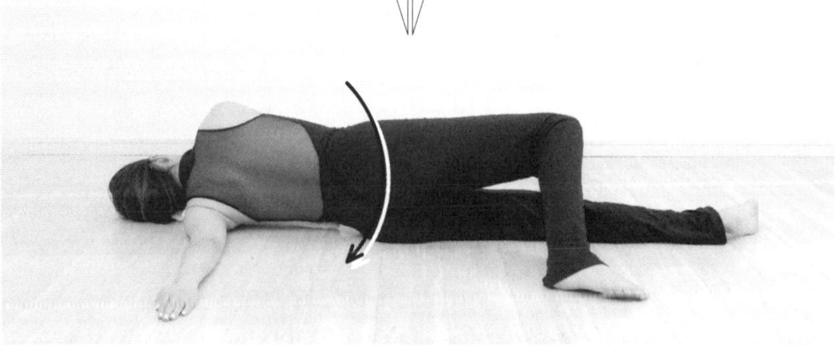

Procura que el hombro que quieres estirar esté pegado al suelo.

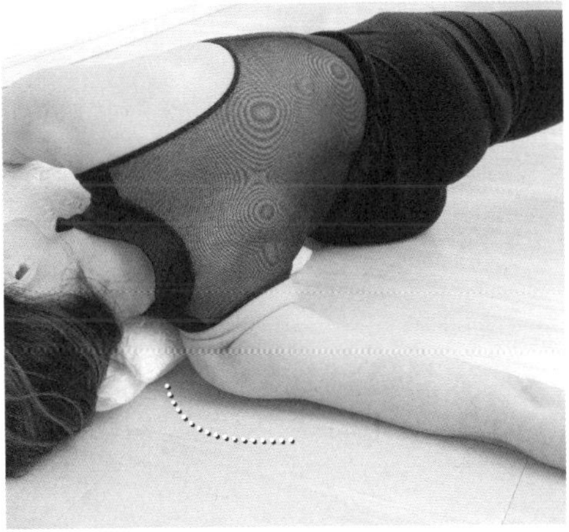

¡Quiero multiplicar los efectos del entrenamiento! Si estiras el brazo en diagonal hacia arriba, aplicarás más fuerza.

¡MÁS EXIGENTE!

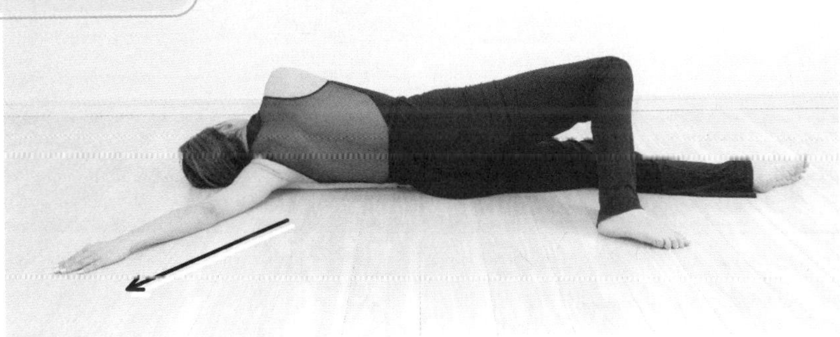

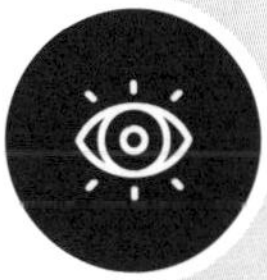

Si es mucho esfuerzo, estira el brazo en diagonal hacia abajo. En caso de que tengas alguna lesión en el hombro o de que notes alguna molestia, consulta a tu médico antes de hacer el ejercicio.

¡A por el método Zero Training Plus!

VERSIÓN TODOTERRENO

ZERO TRAINING PLUS-02

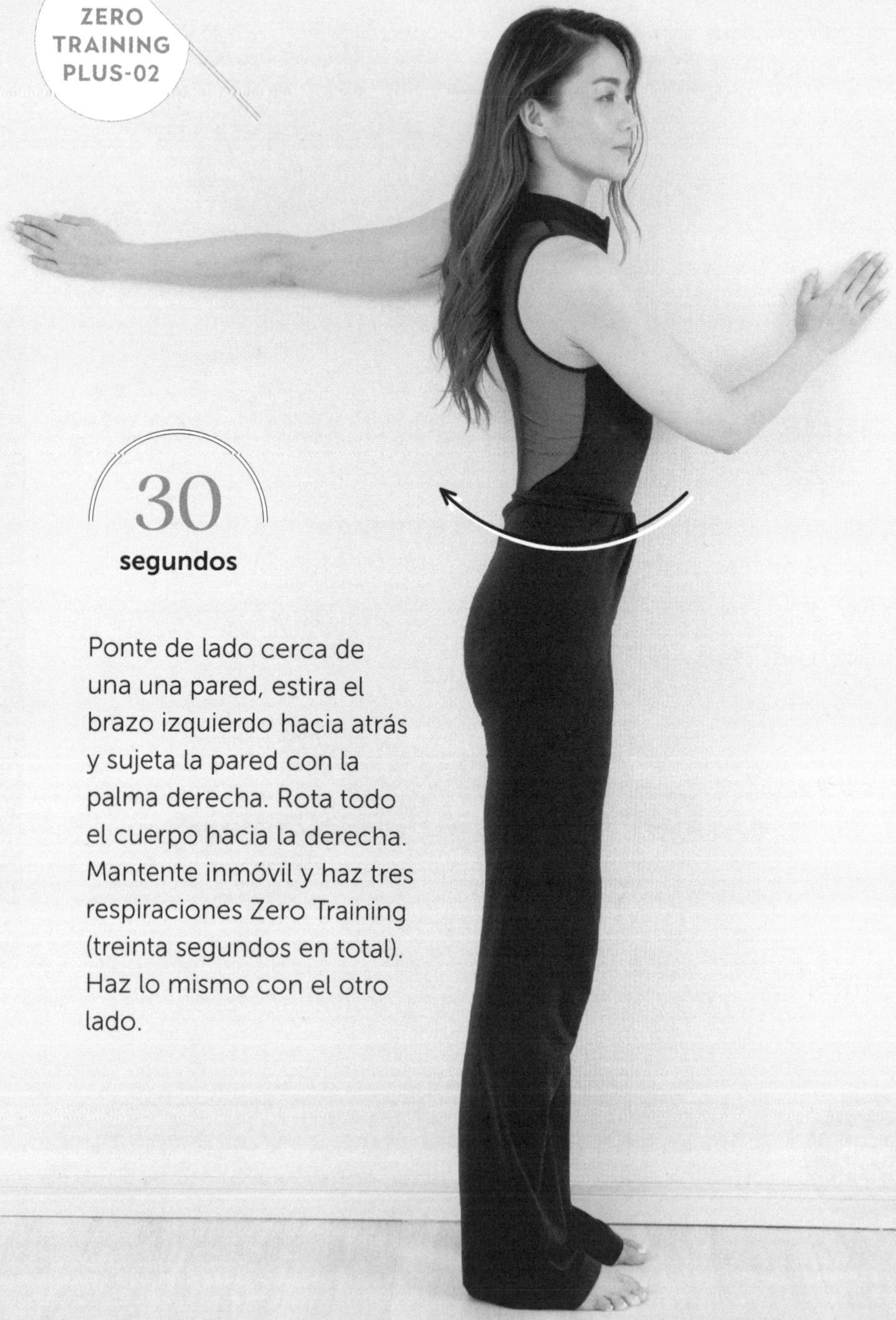

30
segundos

Ponte de lado cerca de una una pared, estira el brazo izquierdo hacia atrás y sujeta la pared con la palma derecha. Rota todo el cuerpo hacia la derecha. Mantente inmóvil y haz tres respiraciones Zero Training (treinta segundos en total). Haz lo mismo con el otro lado.

Pega todo el lateral del cuerpo a la pared.

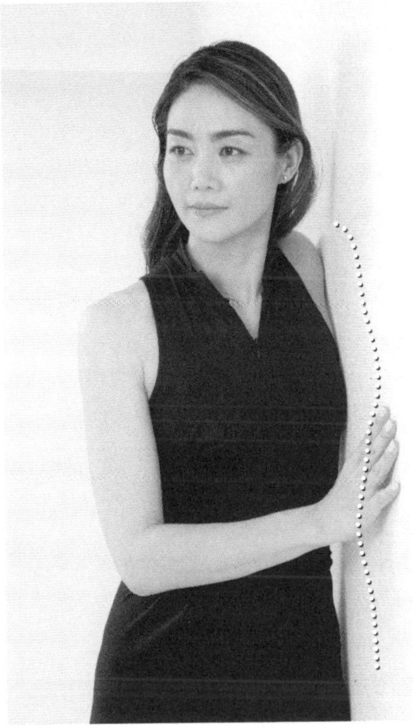

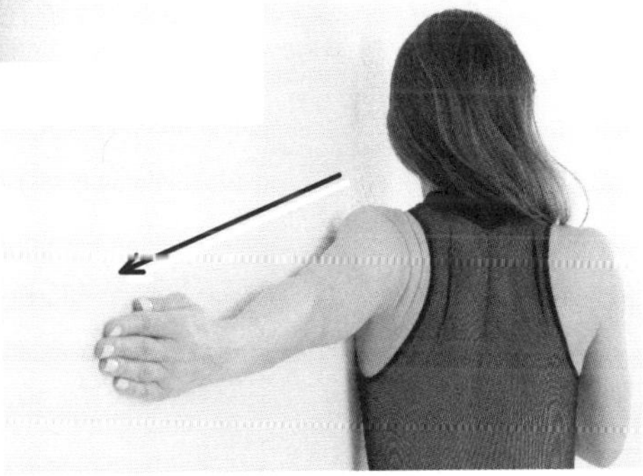

Estira el brazo hacia atrás en perpendicular con respecto al cuerpo.

Si es mucho esfuerzo, coloca el brazo estirado en diagonal hacia abajo. En caso de que tengas alguna lesión en el hombro o de que notes alguna molestia, consulta a tu médico antes de hacer el ejercicio.

03

ZERO
TRAINING
PLUS-03

CORRIGE LAS AXILAS CONTRAÍDAS

Cuando se trata de mejorar la postura o aliviar malestares físicos, hay una parte específica del cuerpo que muchas personas pasan por alto: las axilas. Unas axilas contraídas y acortadas pueden ser la causa del hombro congelado.

¿¡Alguna vez te habrías imaginado que estuvieran relacionados!?

La posición cero actúa sobre las siguientes afecciones:

- Hombro congelado
- Dolor de hombros
- Dolor de cuello
- Dolor de espalda
- Lumbalgia

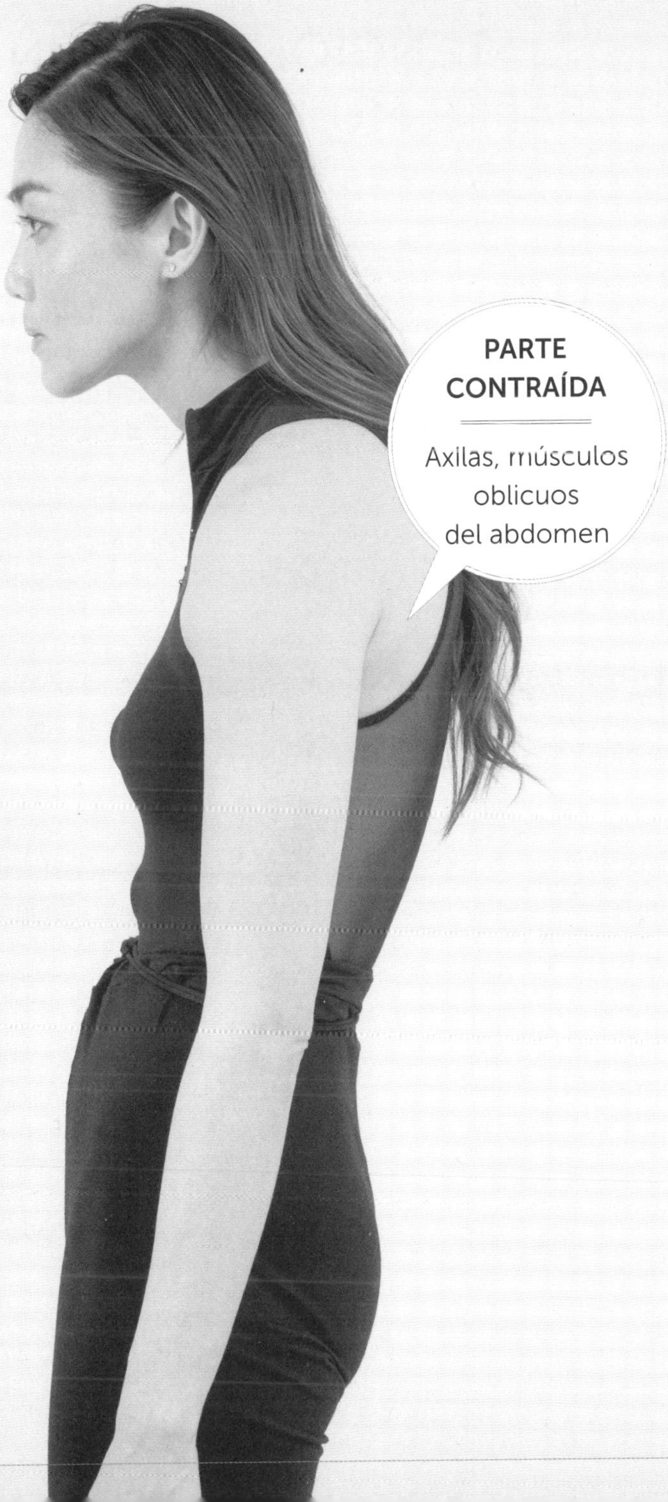
PARTE CONTRAÍDA
Axilas, músculos oblicuos del abdomen

¡ATENCIÓN, SON UNA PARTE MUY IMPORTANTE!

Cuando nos quejamos de que nos duele algo, solemos mencionar el cuello, los hombros, la zona lumbar o las rodillas. Son, por decirlo de alguna forma, las partes más conflictivas. Sin embargo, hay una zona en la que habría que centrarse más: las axilas.

Las personas solemos llevar los brazos bajados y son pocas las veces que tenemos que subirlos. Esto hace que no haya muchas ocasiones en las que estiremos las axilas, de ahí la tendencia a que se vayan contrayendo cada vez más.

En realidad, tus brazos son más largos, pero se acortan por tener las axilas contraídas. Solo tienes que pensar en la bailarina de ballet subiendo los brazos, bien estirados y elegantes: señal inequívoca de que tiene las axilas perfectas.

La contracción de esta zona conlleva un gran problema: **no podemos subir los hombros**, padecemos de hombro congelado.

De todas las partes del cuerpo, las que podemos mover con más libertad son los brazos y las manos. Los usamos en diversas situaciones y nos permiten agarrar, aupar, lanzar, tomar y recoger cualquier cosa. Si no pudieras subir los brazos, perderías la libertad de hacer todos estos movimientos y sería muy incómodo y frustrante.

LA CAUSA DE POR QUÉ LOS MASAJES NO SIRVEN PARA LA AFECCIÓN DEL HOMBRO CONGELADO

Para que te des cuenta de la importancia de las axilas, te propongo que hagas el siguiente movimiento. Tal y como estás, extiende hacia arriba el brazo izquierdo. ¿Cuánto lo puedes subir? Si consigues que el brazo toque la oreja, estás en condiciones óptimas.

Sin embargo, si no puedes acercarlo a tu oreja, si ni siquiera has podido alzar el brazo o el simple hecho de intentarlo te ha causado dolor, está claro que tienes que tomar medidas enseguida.

Si es tu caso, voy a enseñarte un truquito de magia. En primer lugar, **extiende los brazos hacia arriba y junta las palmas de las manos. Fíjate bien, la altura a la que estén tus brazos es la posición a la que consigues elevarlos ahora mismo** (véase imagen 1).

A continuación, deja extendido solo el brazo izquierdo y presiona con el pulgar de la mano derecha la axila izquierda, buscando una zona dura y tensa. Sabrás dónde es porque sentirás dolor a causa de la fuerte presión. Cuando des con ese punto, continúa apretándolo y prueba a seguir extendiendo el brazo izquierdo (véase imagen 2).

Para que los brazos suban rectos, hay que tirar de ellos haciendo fuerza de abajo hacia arriba. Por lo tanto, se tiene que solucionar el problema de las axilas contraídas.

Sin embargo, quienes padecen de hombro congelado suelen recurrir a los masajes que, en la mayoría de los casos, consisten en friccionar y amasar el cuello o los hombros. No obstante, si la verdadera causa radica en que las axilas están contraídas, los masajes no resolverán el problema y seguiremos sin poder alzar los brazos.

Pero si conocemos la mecánica de cómo funciona nuestro cuerpo, como acabamos de ver, el cuerpo es capaz de cambiar con facilidad.

Hace un tiempo se pusieron de moda **las barras para colgarse**, que sirven para hacer dominadas. Pues bien, estas barras son excelentes para resolver el problema de las axilas contraídas. Además, no hace falta comprarlas; simplemente basta con ir a algún parque público de calistenia, donde suele haber una, colgarse de ella y tus axilas se estirarán significativamente.

Es cierto que ir al parque todos los días puede resultar un engorro. Por ello, tengo preparado un ejercicio Zero Training que puedes practicar en casa tumbado sin tener que moverte. Te sentirás renovado y con unos brazos esbeltos que podrás estirar hasta el infinito. Solo debes tener cuidado con no quedarte dormido porque te resulte demasiado agradable.

Cuando en algún seminario propongo hacer este ejercicio, la gente se emociona al ver que puede estirar el brazo considerablemente.

Alza tus brazos y une tus manos ¿Qué tal?¿Verdad que el brazo izquierdo llega más alto?

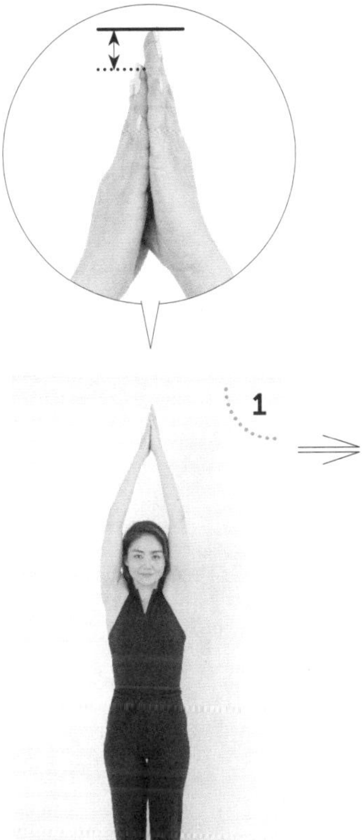

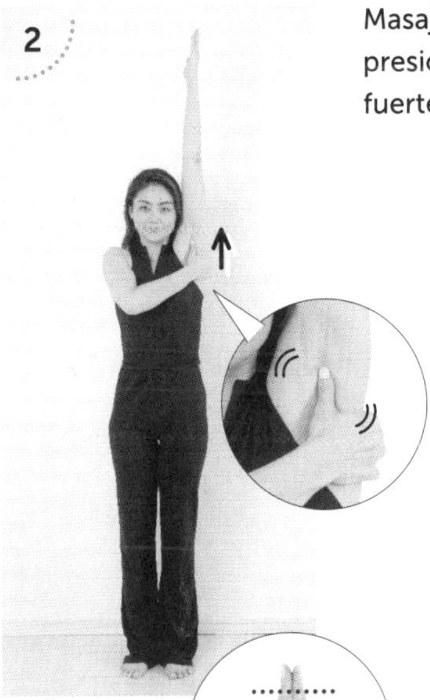

Masajea presionando fuerte.

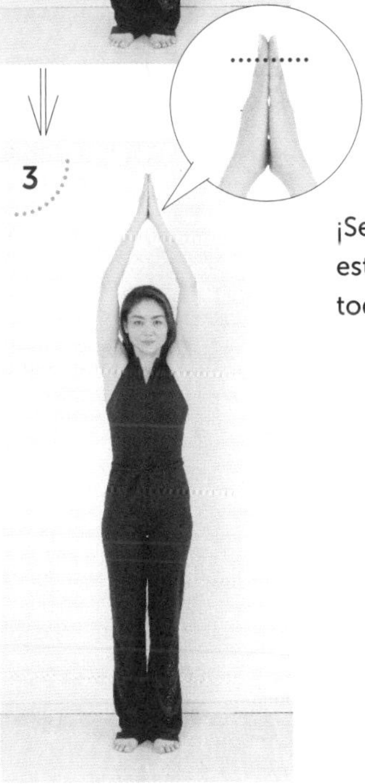

¡Se ha estirado todo esto!

Para acabar, alza el brazo derecho de nuevo y junta las palmas (véase imagen 3).

¡A por el método Zero Training Plus!

VERSIÓN SUELO

ZERO TRAINING PLUS-03

Qué tener a mano:

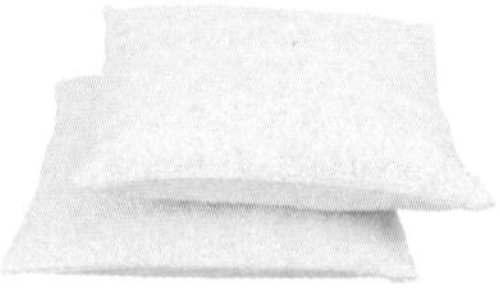

2 | **COJINES**

Apilados de forma que el de abajo sobresalga un poco.

Túmbate bocarriba con la cabeza, el cuello y los hombros sobre los cojines. Levanta la rodilla derecha y coloca el pie izquierdo sobre ella formando un cuatro invertido. Extiende el brazo derecho hacia arriba y el izquierdo pegado a tu costado.

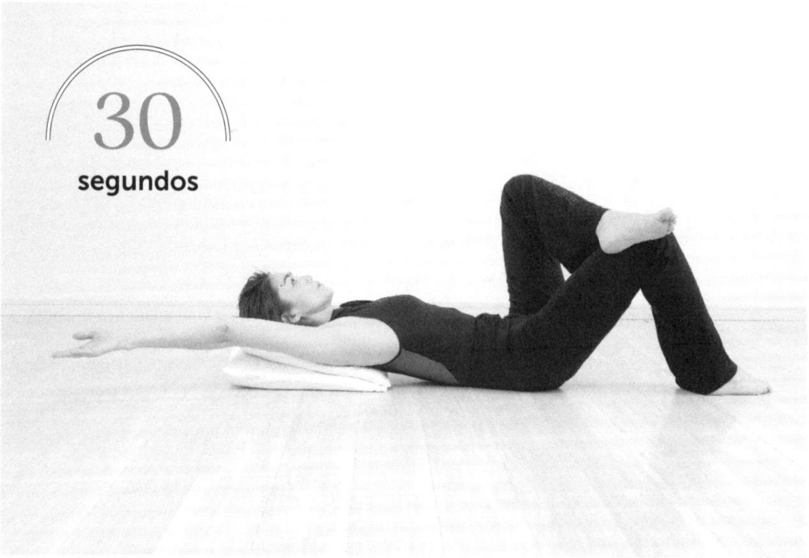

Si aun colocando el brazo estirado en diagonal te resulta difícil, te recomiendo doblar las rodillas. En caso de que notes hormigueo en el brazo o de que este se te duerma, interrumpe el ejercicio inmediatamente.

Manteniendo la postura, gira el tren inferior hacia el lado izquierdo. Tienes que notar que tanto la axila como la parte derecha de la cintura se estiran bien. Sin moverte, realiza las tres respiraciones Zero Training (treinta segundos en total). Haz lo mismo con el otro lado.

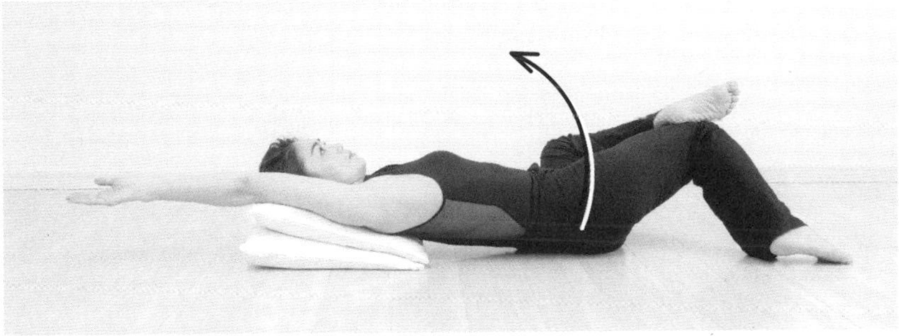

¡Quiero multiplicar sus efectos! Si tensas el brazo y lo estiras hacia arriba, aplicas más fuerza.

¡MÁS EXIGENTE!

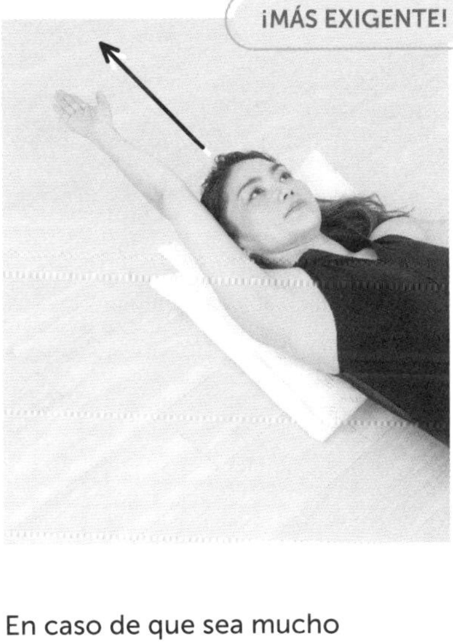

¡MÁS SUAVE!

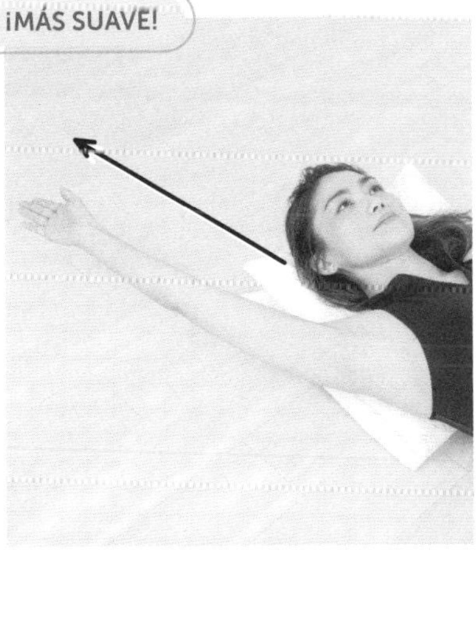

En caso de que sea mucho esfuerzo... Si te cuesta, coloca el brazo en diagonal para que la carga sea menor.

¡A por el método Zero Training Plus!

VERSIÓN TODOTERRENO

ZERO TRAINING PLUS-03

30 segundos

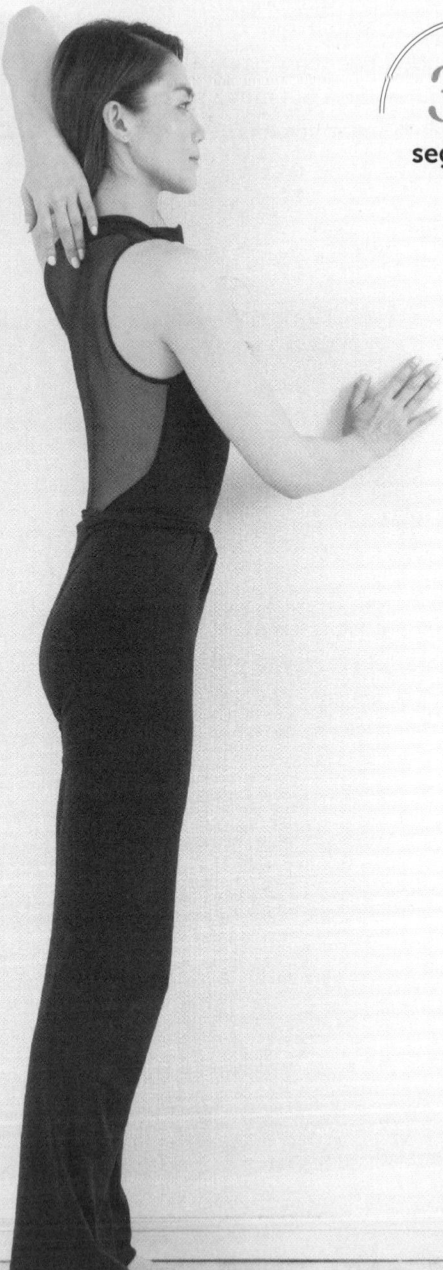

Ponte de lado con el costado izquierdo contra la pared y con el codo del brazo izquierdo doblado, apoya la axila en la pared y coloca la mano derecha contra esta para mantener la postura. Siente cómo se estira la axila izquierda. Mantente inmóvil y haz tres respiraciones Zero Training (treinta segundos en total). Haz lo mismo con el otro lado.

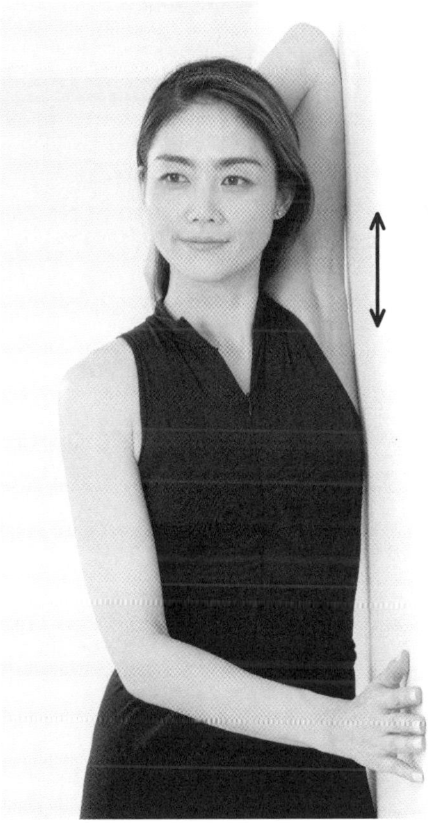

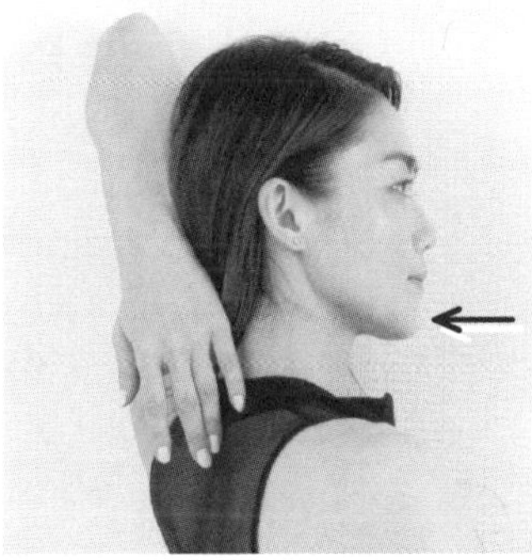

Coloca la barbilla paralela al suelo e inclínala hacia atrás para relajar el cuello y los hombros.

Si es mucho esfuerzo, mantén los codos ligeramente hacia adelante mientras los levantas. En caso de que notes hormigueo en el brazo o de que se te duerma, interrumpe el ejercicio inmediatamente.

04

ZERO TRAINING PLUS-04

CORRIGE LA ESPALDA ENCORVADA

Siempre se dice que a medida que nos hacemos mayores nos vamos encorvando, pero en Nueva York veo a gente de setenta y de ochenta años que van con la espalda bien recta y caminan con elegancia.

¿¡Cómo se consigue esa apariencia tan juvenil!?

La posición cero actúa sobre las siguientes afecciones:

- Lumbalgia
- Dolor de espalda
- Dolor de hombros
- Malestar intestinal
- Abdomen hinchado

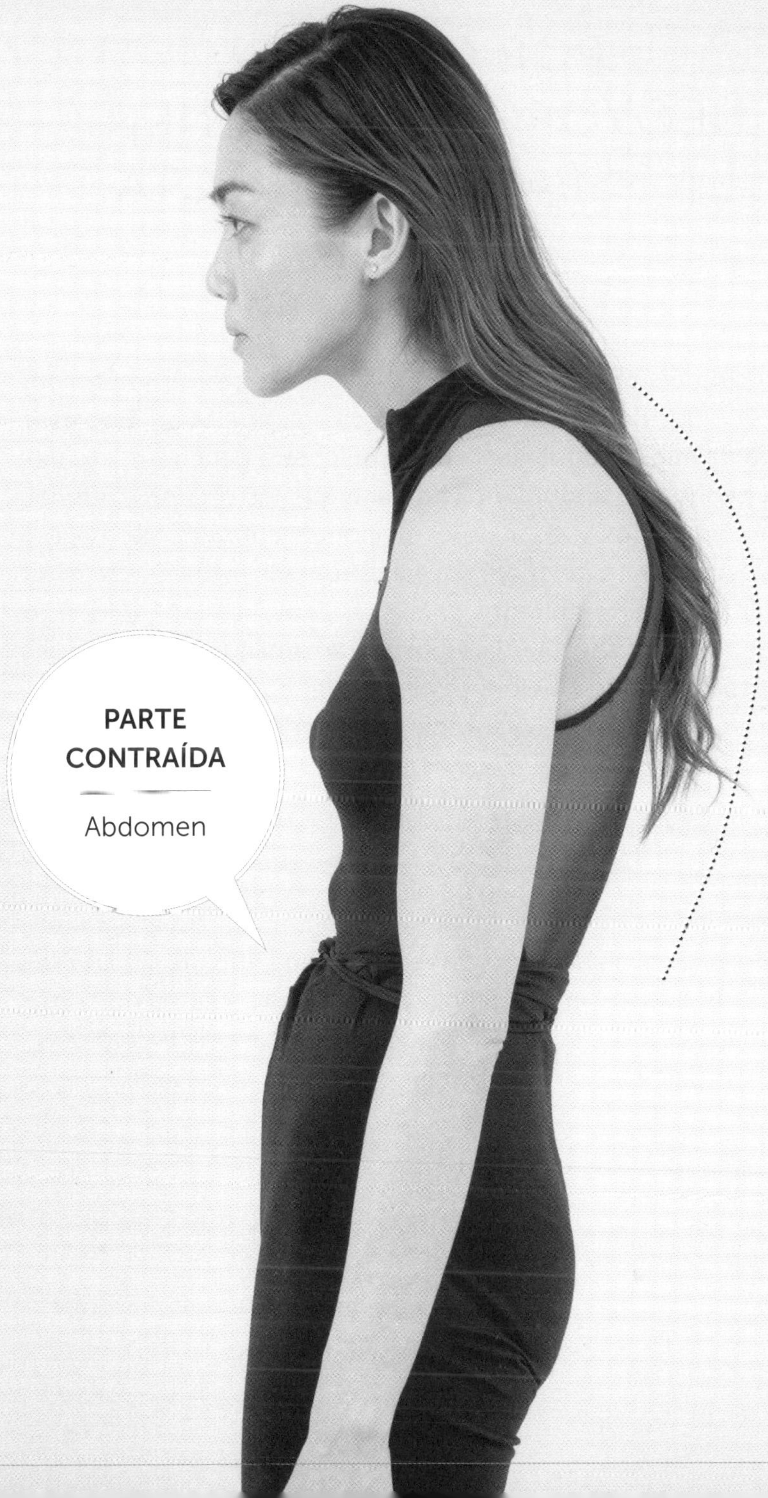
PARTE CONTRAÍDA
Abdomen

POR QUÉ LOS NEOYORQUINOS TIENEN LA ESPALDA TAN RECTA

La espalda encorvada no solo causa mala impresión a primera vista, sino que puede causar serios problemas de salud. **Encorvar la espalda implica contraer la parte delantera del cuerpo, es decir, el pecho y el abdomen**. Esto hace que los órganos internos queden oprimidos, afectando el funcionamiento del estómago y los intestinos. Mucha gente me ha confesado haber resuelto su problema de **estreñimiento** gracias al Zero Training, pero creo que en realidad, al estirar la espalda y la zona lumbar, los movimientos intestinales mejoran, contribuyendo al buen funcionamiento de su tránsito. Dicho de otro modo: una mala postura puede llevarnos hasta el estreñimiento.

Por otro lado, también afecta a la zona lumbar, especialmente cuando estás sentado. Al encorvar la espalda, toda la presión recae sobre la zona lumbar debido a la gravedad y es como cargar con una losa sobre la cintura. Aquellos que sufren de dolor crónico de espalda baja suelen tener una postura encorvada.

En Nueva York, son muchos los ancianos que van con la espalda bien recta. Los neoyorquinos, conscientes de la importancia de estar sanos, saben perfectamente que una "buena postura" está directamente relacionada con la salud física.

Es duro pasar el invierno en Nueva York, se llegan a alcanzar temperaturas de entre diez y veinte grados bajo cero. Que no tiendan a encorvarse soportando esos vientos tan fríos tiene mucho mérito. Si pueden mantener la espalda recta es porque se ejercitan y cuidan de forma constante.

La espalda es una parte muy extensa del cuerpo. Además, se encuentra junto a los órganos internos. No me cansaré de decirlo: encorvando la espalda, aplastamos el cuerpo desde arriba, el cuello, los hombros y las rodillas se resienten, se comprimen los órganos y empeoran los movimientos intestinales. Además, la respiración se vuelve más superficial.

Para llegar a vivir cien años es importante renacer con una espalda flexible y recta, pues evitará que te quedes postrado en una cama y te dará autonomía para seguir caminando por tu propio pie. Y eso se consigue solo con una espalda recta.

Aquí te presento el Zero Training para conseguir la espalda que te hará llevar una vida longeva. Con él experimentarás una sensación de ligereza, como si te hubieran salido alas, y ya no sufrirás de dolor de espalda.

VERSIÓN SUELO

ZERO TRAINING PLUS-04

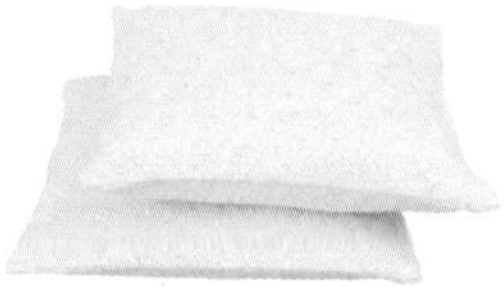

Qué tener a mano:

2 **COJINES**

Apilados de forma que el de abajo sobresalga un poco.

Túmbate bocarriba con las rodillas flexionadas y apoya la espalda, la zona lumbar y las nalgas sobre los cojines. Extiende los brazos a ambos lados, perpendiculares al cuerpo, y gira la palma de las manos hacia arriba, al techo.

30 **segundos**

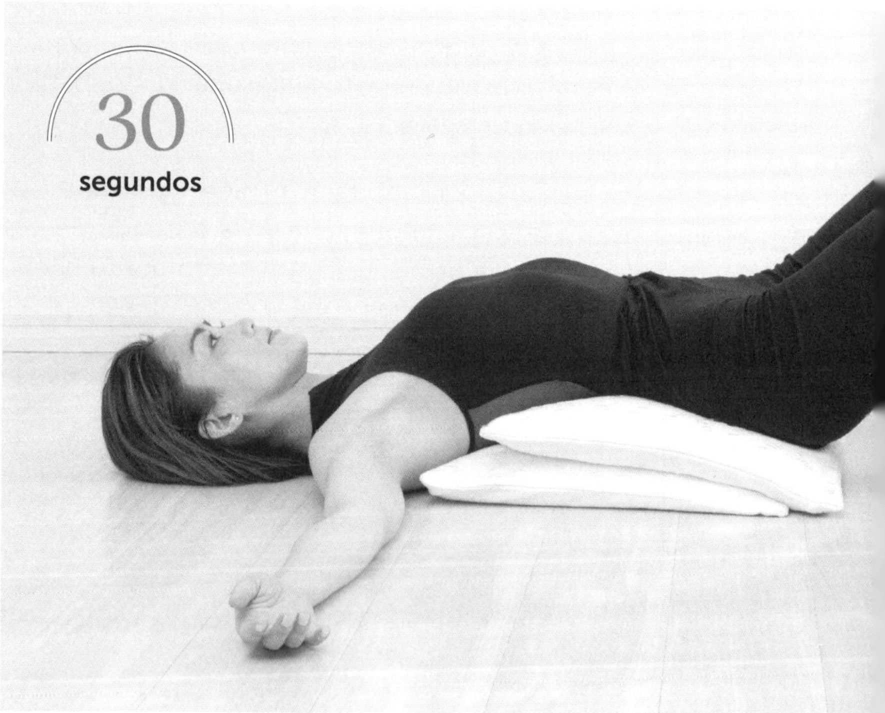

Sentirás cómo se estiran la espalda y la zona lumbar. Mantente inmóvil y haz tres respiraciones Zero Training (treinta segundos en total).

¡QUIERO MULTIPLICAR SUS EFECTOS!

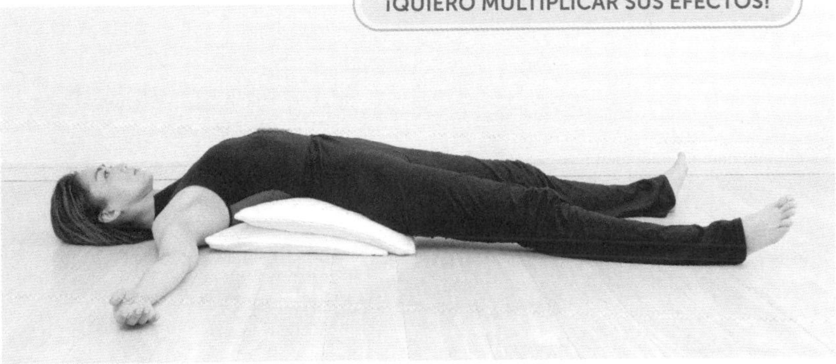

Si extiendes las piernas, el estiramiento será más intenso.

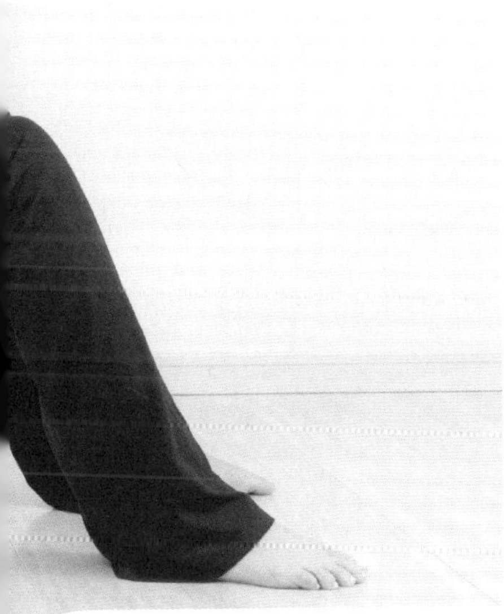

Debes pegar los hombros y el cuello al suelo y no subir la barbilla. De lo contrario, comprimirás las arterias del cuello.

VERSIÓN TODOTERRENO

ZERO TRAINING PLUS-04

30 segundos

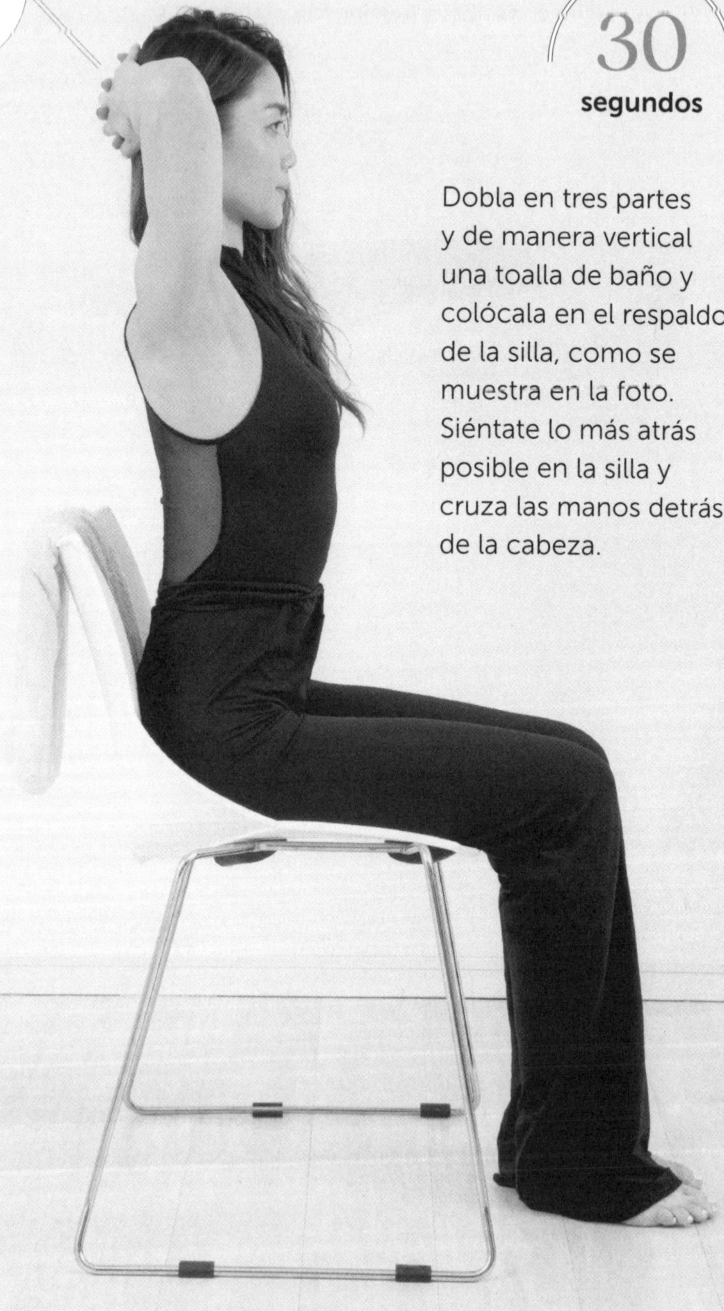

Dobla en tres partes y de manera vertical una toalla de baño y colócala en el respaldo de la silla, como se muestra en la foto. Siéntate lo más atrás posible en la silla y cruza las manos detrás de la cabeza.

Haz una respiración Zero Training inhalando durante tres segundos y exhala en siete segundos mientras te vas arqueando hacia atrás. Mantente sin moverte y haz tres respiraciones Zero Training (treinta segundos en total).

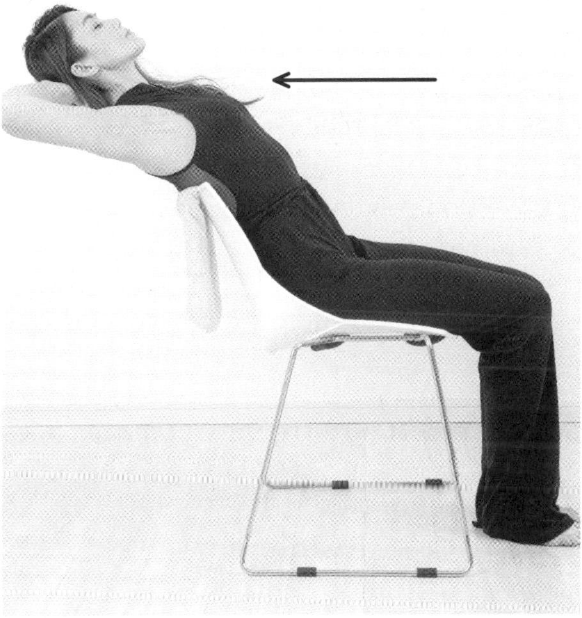

No olvides colocar las manos cruzadas en la nuca; si no las pones, comprimirás las arterias del cuello, lo que puede provocar mareos y náuseas.

05

ZERO TRAINING PLUS-05

CORRIGE LA RETROVERSIÓN DE LA PELVIS

La zona lumbar y la cintura son el eje principal del cuerpo. Muchísimas personas se quejan de dolores en la zona baja de la espalda, lo que suele deberse a una retroversión o anteversión, es decir, una curvatura pronunciada donde no debería haber ninguna.

¿Cómo se consigue una zona lumbar sana para vivir sin dolor?

La posición cero actúa sobre las siguientes afecciones:

- Lumbalgia
- Dolor de rodilla
- Dolor de articulaciones
- Dolor de espalda

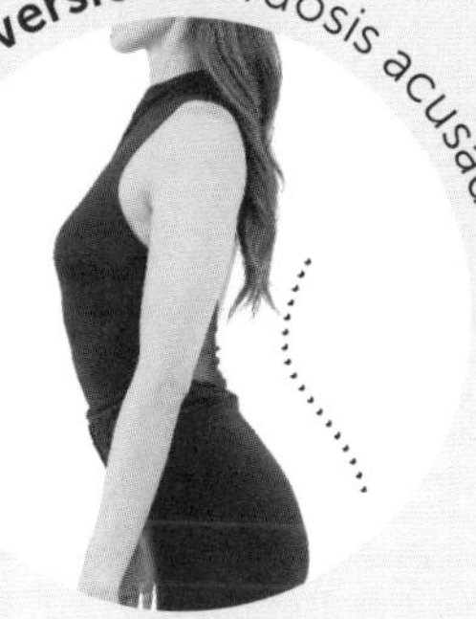

También está la anteversión: lordosis acusada.

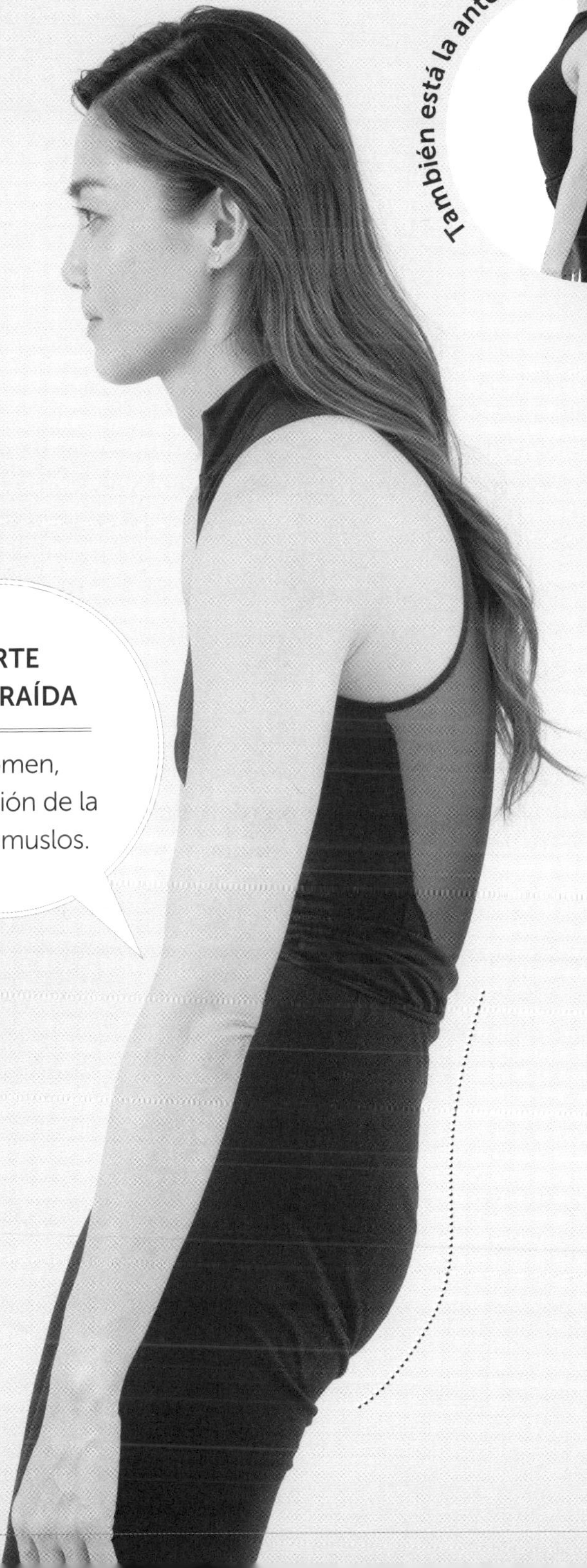

PARTE CONTRAÍDA

Abdomen, articulación de la cadera, muslos.

BOMBAS EN LUGAR DE PISTOLAS

Las pistolas y las espadas suelen llevarse en la cadera, ¿verdad? En este caso, sin embargo, tenemos más bien una bomba de relojería, que puede explotar en cualquier momento en forma de dolor.

La posición cero de la zona lumbar es la alineación recta desde el hueso que está por encima del coxis (el sacro) hacia la columna vertebral. Dicho de otro modo, la posición cero es el sacro erguido.

En cuanto perdemos esta posición cero, la zona lumbar se va encorvando. Entonces, el abdomen se contrae y **los músculos psoas de la cavidad abdominal pierden elasticidad y se anquilosan, desembocando en una lumbalgia**. Y, también, provoca malestar intestinal.

Asimismo, la retroversión pélvica hace que se contraigan las articulaciones de la cadera y los muslos, que los glúteos pierdan firmeza y que se adelanten las rodillas, sobre las que recae todo el peso del cuerpo. De ahí el consecuente dolor en la articulación.

—Ojalá no tuviera este dolor de cadera...

—Cómo disfrutaría de cada día si no me dolieran las rodillas...

Hay muchísimas personas que sufren estos dolores en su día a día. No es algo que solo afecte a la gente de mediana y tercera edad, sino que jóvenes de entre veinte y treinta años también sufren de esta dolencia. Y qué decir de las embarazadas: soportan dolores de cintura y rodilla de forma habitual.

Tengo un conocido que llevaba muchos años padeciendo dolor pélvico crónico. Iba una vez al mes a que le dieran un masaje y, durante ese día, su dolor se reducía, pero volvía a la carga al día siguiente. Es decir, **solo un día al mes se libraba de sufrir, pero los veintinueve restantes tenía dolor**. Vivió así durante diez años. Un día, le enseñé el método Zero Training para corregir la retroversión de la pelvis y me dijo que se pondría manos a la obra a la mañana siguiente. Al cabo de una semana, recibí el siguiente correo: «Desde el primer día me noté la zona lumbar más ligera. Nunca antes me había sentido así y, tras una semana, ha desparecido el dolor por completo. Con la locura de dinero que me he gastado en masajes, no sé cómo agradecértelo».

Un tiempo después volví a coincidir con él y lo vi con la espalda recta, cuando antes iba encorvado y con la pelvis mal colocada. Parecía una persona completamente diferente.

El Zero Training que corrige la retroversión de la pelvis es muy sencillo y te aportará bienestar. No dudes en probarlo para renacer sin dolores en la zona lumbar y pélvica.

VERSIÓN SUELO

ZERO TRAINING PLUS-05

Qué tener a mano:

1 COJÍN

Túmbate bocarriba con las rodillas flexionadas y las nalgas sobre el cojín. Extiende los brazos a ambos lados con la palma de las manos hacia arriba, al techo.

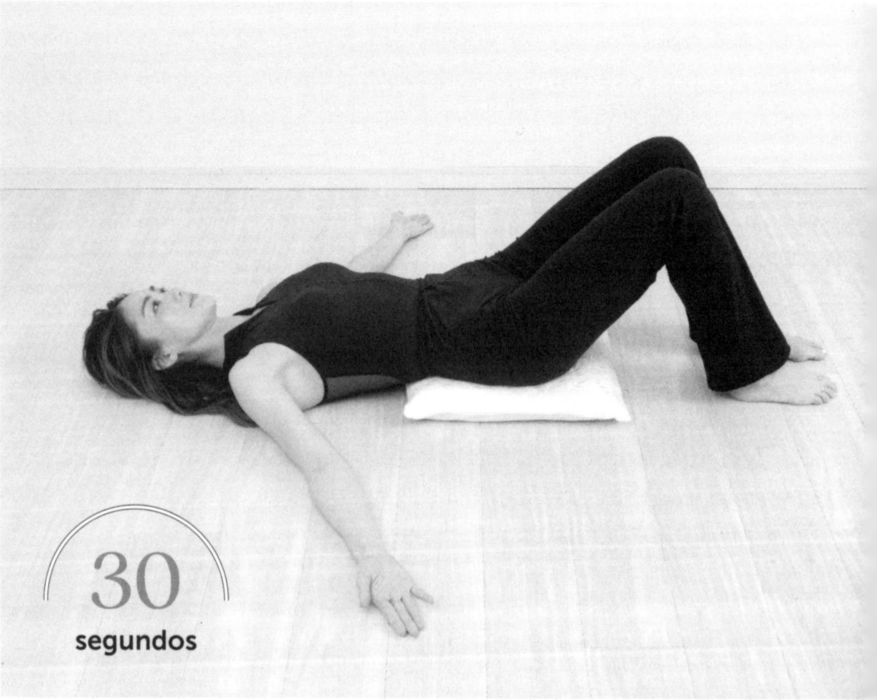

En caso de hernia discal o dolor de cadera, consulta a tu médico antes de hacer el ejercicio.

A continuación, junta la planta de los pies para abrir las rodillas hacia fuera. Sentirás cómo la gravedad tira de las rodillas hacia el suelo. Mantente inmóvil y haz tres respiraciones Zero Training (treinta segundos en total).

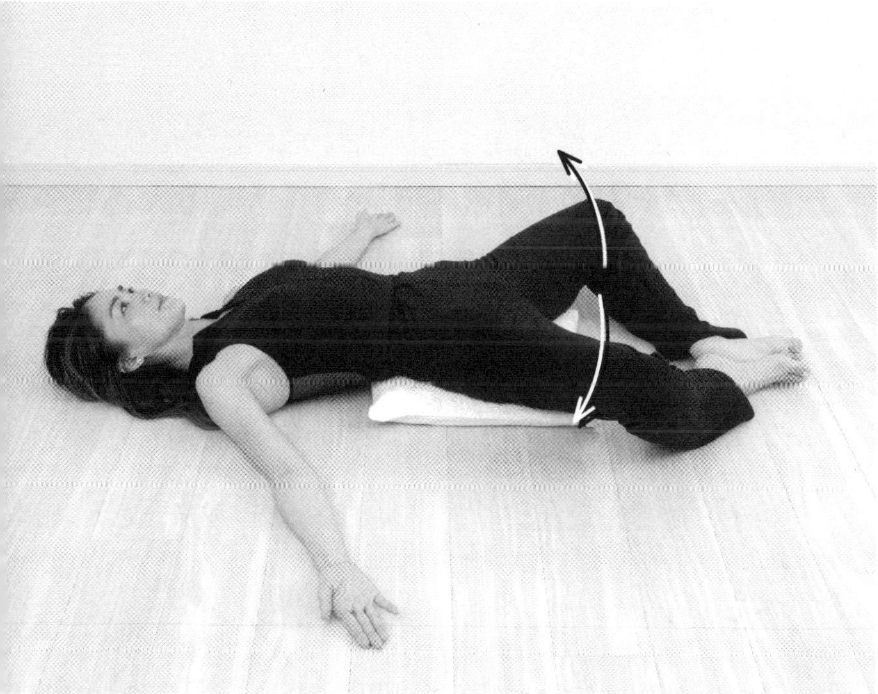

VERSIÓN TODOTERRENO

ZERO TRAINING PLUS-05

30 segundos

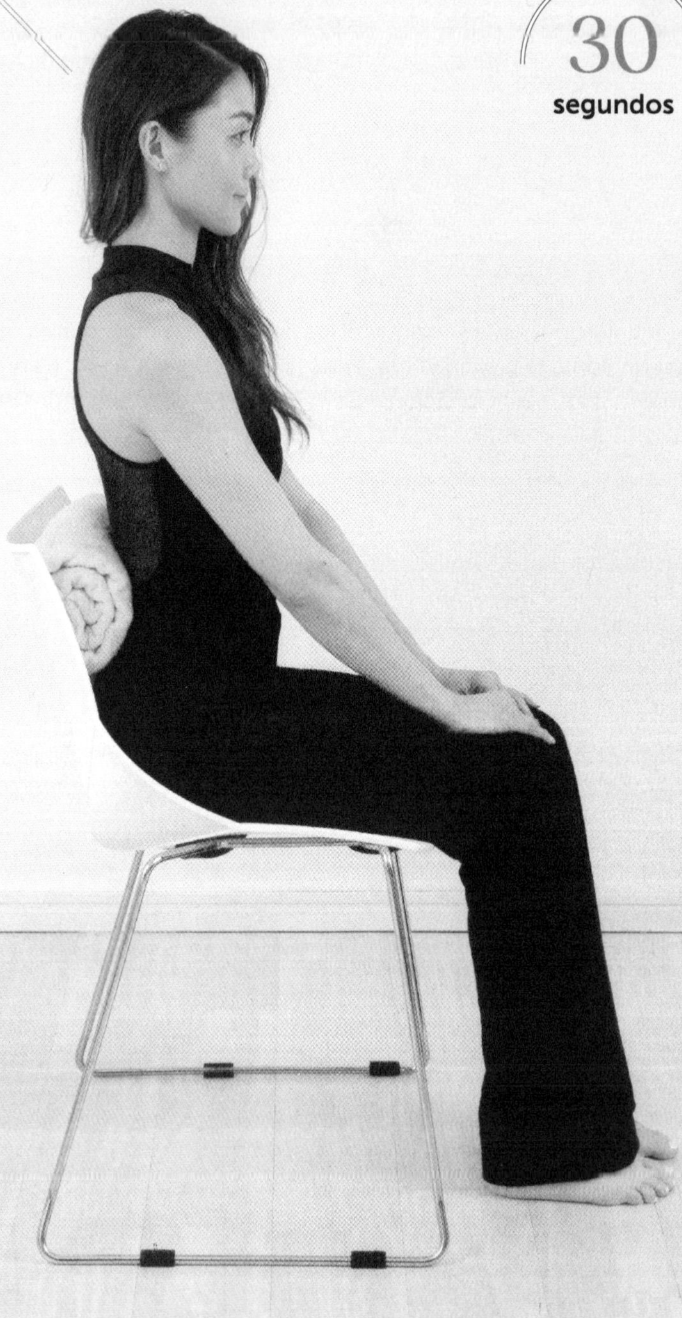

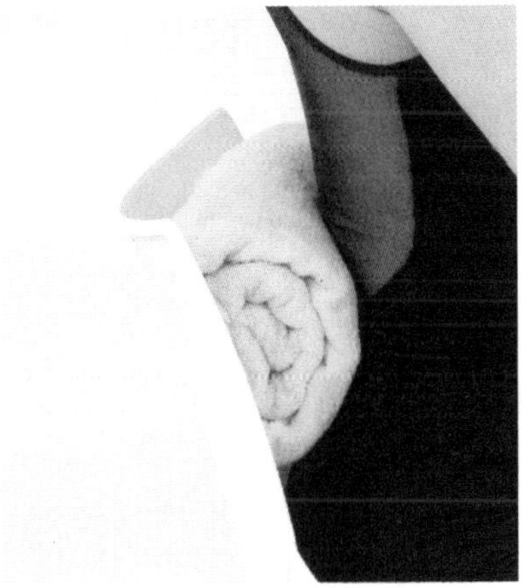

Dobla una toalla de baño en tres partes verticales y enróllala. Sentada en una silla, coloca la toalla entre el respaldo y la zona lumbar. Sentirás que la pelvis se recoloca. Mantente inmóvil y haz tres respiraciones Zero Training (treinta segundos en total).

En caso de hernia discal, consulta a tu médico antes de hacer el ejercicio.

06

ZERO TRAINING PLUS-06

CORRIGE LA CADERA CERRADA

La articulación de la cadera tiene menor amplitud de movimiento que la de los hombros. En cambio, es mucho más robusta pues carga con un mayor peso de forma estable. De joven es complicado que te lesiones esa zona. No obstante, si se acumulan años de cadera contraída, puede que tengas dificultad para caminar. Cuando la cadera sufre, puede dar lugar a dolores en la zona lumbar o en las rodillas. Veamos qué pasa.

La posición cero actúa sobre las siguientes afecciones:

- Artrosis de cadera
- Dolor de rodilla
- Lumbalgia
- Caídas
- Artritis reumatoide

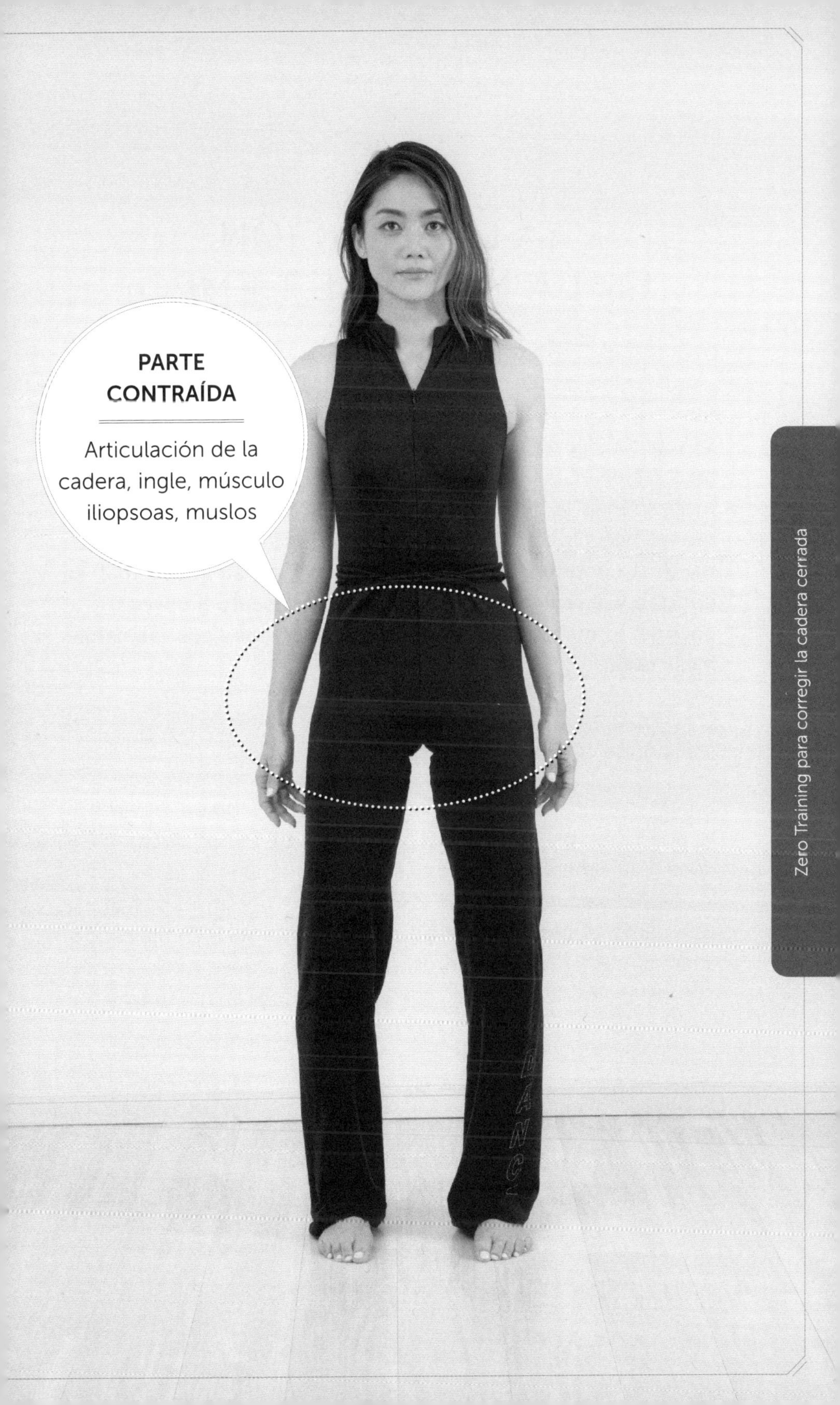
PARTE CONTRAÍDA
Articulación de la cadera, ingle, músculo iliopsoas, muslos

¡A LA ESTACIÓN EN LA MITAD DE TIEMPO!

Después de llevar mucho rato sentado, la parte delantera de la articulación de la cadera se bloquea y, en ocasiones, caminamos manteniendo la misma postura que teníamos sentados: con el trasero hacia fuera. Mientras estamos sentados, **la región inguinal (justo donde se unen el muslo y la cavidad abdominal) se contrae y, a la vez, tira del abdomen (músculo iliopsoas) y lo encoge, lo que hace que vayamos encorvados con las nalgas hacia fuera**.

Cuando la articulación de la cadera se contrae y se cierra, esta afección se convierte en rutinaria.

La articulación de la cadera tiene menor amplitud de movimiento que la de los hombros. Si, encima, la cerramos girada hacia dentro, la zancada cada vez será menos amplia, y dará lugar a los pasitos pequeños, como los que dan los ancianos. Llegados a este punto, el simple hecho de caminar nos resulta complicado y, además, aumenta el riesgo de caídas en cualquier lugar, incluso sin obstáculos. Estas caídas son las que provocan fracturas y nos llevan a quedar postrados en la cama.

Hace un tiempo, le enseñé el método Zero Training para la cadera a un profesor universitario. Se lamentaba de que, desde que cumplió los sesenta años, sus pasos cada vez eran más pequeños, pero gracias al método Zero Training, su zancada se hizo más grande y estable; me contó emocionado lo siguiente:

—Hasta ahora tardaba veinte minutos desde casa a la estación. Pero, después de empezar con el Zero Training, ahora llego en diez minutos. ¿¡No te parece increíble!?

Debo admitir que esto me sorprendió hasta a mí. Creo que gracias al método consiguió ampliar la zancada y, al verse capaz de desplazarse mejor, se vio muy motivado y comenzó a caminar más rápido. Está claro que estos ejercicios aportan agilidad para evitar caídas, aumentan el trabajo metabólico y combaten la obesidad.

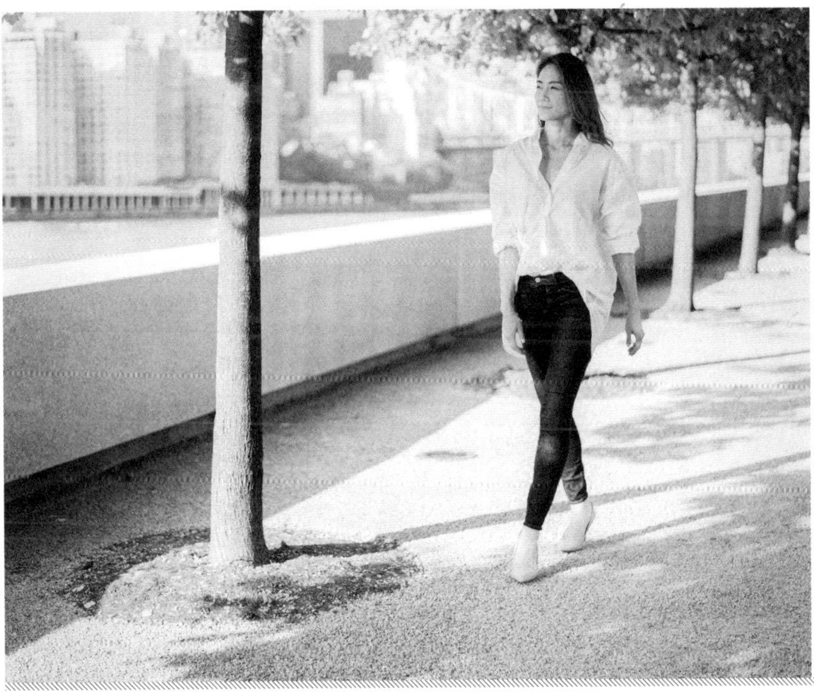

Por otro lado, **la contracción de la articulación de la cadera hace que se sobrecarguen las rodillas, lo que puede causar dolor en esa zona**.

Participé en un programa de televisión junto a una celebridad que padecía de dolor de rodilla. Ya solo con caminar sufría un dolor punzante; cuando cogía en brazos a su criatura, no podía reprimir el grito cuando se le bloqueaban las rodillas.

Tras mantener las posturas del Zero Training para corregir la articulación de la cadera contraída, se puso de pie sorprendida:

—¡Hacía tantísimo tiempo que no me notaba tan bien las rodillas que no me lo creo!

El dolor de rodilla no tiene por qué estar localizado en ellas. De hecho, tras combatir la cadera contraída, es habitual que el dolor en las rodillas desaparezca. Muchos médicos no le prestan atención a **la artrosis de rodillas** justificando que son «signos de la edad», pero solucionando la articulación de la cadera contraída, conseguiremos que no haya sobrecarga en ninguna parte del cuerpo y podremos mitigar los dolores de forma muy notable.

◇◇◇◇

Además de todo lo mencionado, el método Zero Training sirve para la lumbalgia. Estiramos la zona de la ingle, extendiendo también el abdomen y los muslos; de este modo, la carga sobre la cadera se reduce y el dolor se disipa.

¡REDUCE LOS GLÚTEOS!

El método Zero Training no solo resuelve problemas de salud, sino que también transforma el físico de forma visible. Sobre todo, los glúteos. Cuando se contrae la zona inguinal, la parte delantera de la articulación de la cadera se cierra hacia dentro. ¿Qué pasa entonces? Que se abre la parte trasera, es decir, **las nalgas se aplastan**.

Muchas personas se quejan de que se ven esta zona más grande, pero otra queja común es que las nalgas se han vuelto cuadradas. La causa de esto es justamente que la articulación de la cadera se cierra hacia delante. Por ello, contrarrestando la postura, es decir, **estirando y abriendo la parte delantera, los glúteos se encogerán y no estarán aplastadas**.

Con Zero Training tendremos una zancada mayor, menos dolor y un trasero más respingón. La clave para este entrenamiento es utilizar una pared para jugar con la gravedad y estirar bien la articulación de la cadera.

¿Dices que tienes muchas cosas por casa y no tienes una pared libre? Tal vez sea el momento de aprovechar para recoger un poco, ¿no te parece?

VERSIÓN SUELO

ZERO TRAINING PLUS-06

Qué tener a mano:

2 **COJINES**

Contiguos a veinte centímetros de la pared.

Túmbate bocarriba con las nalgas colocadas en el espacio entre la pared y los cojines. Apoya las piernas en la pared. Deja que la gravedad ejerza su fuerza sobre ambas piernas y ve abriéndolas. Cuando no puedas seguir bajándolas, detente. Mantente inmóvil y haz tres respiraciones Zero Training (treinta segundos en total).

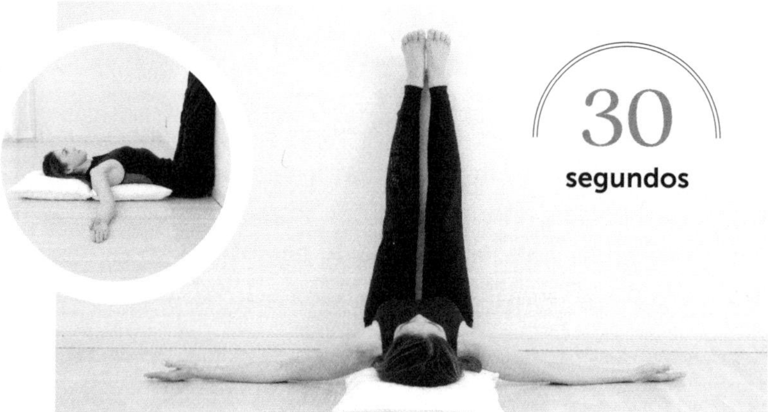

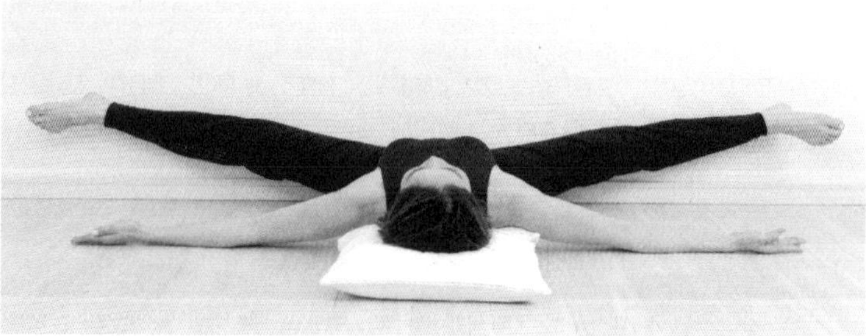

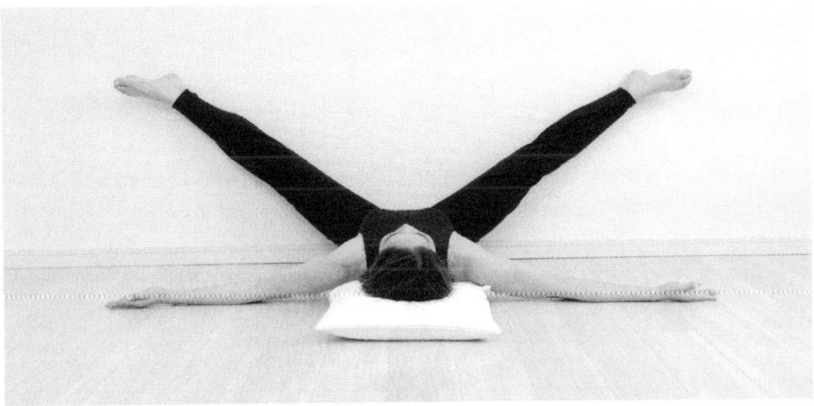

No fuerces, solo abre hasta donde puedas.

Procura dejar que las nalgas reposen sobre el suelo y que la espalda esté sobre el cojín. Así es como se recoloca la pelvis y se facilita la apertura de la articulación de la cadera.

Si las nalgas no tienen apoyo, la cadera se encorva y la postura no será tan efectiva.

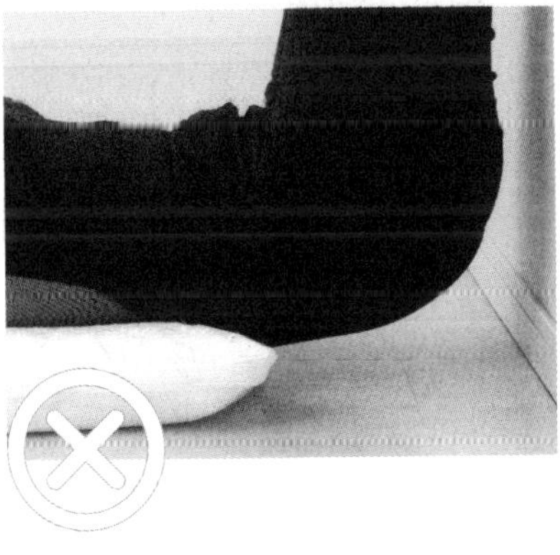

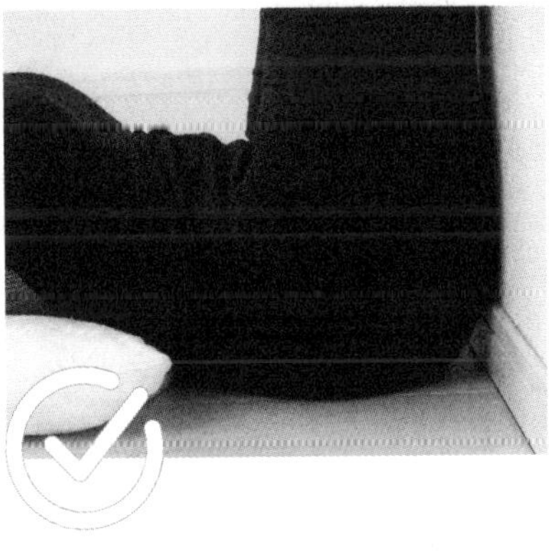

En caso de hernia discal o dolor de cadera, consulta a tu médico antes de hacer el ejercicio.

¡A por el método Zero Training Plus!

VERSIÓN TODOTERRENO

ZERO TRAINING PLUS-06

Siéntate en el borde de una silla y coloca las manos en las rodillas para abrir las caderas. Recoloca la cadera para que la zona lumbar quede recta y sentirás cómo se estira la cara interna de los muslos. Mantente inmóvil y haz tres respiraciones Zero Training (treinta segundos en total).

30 **segundos**

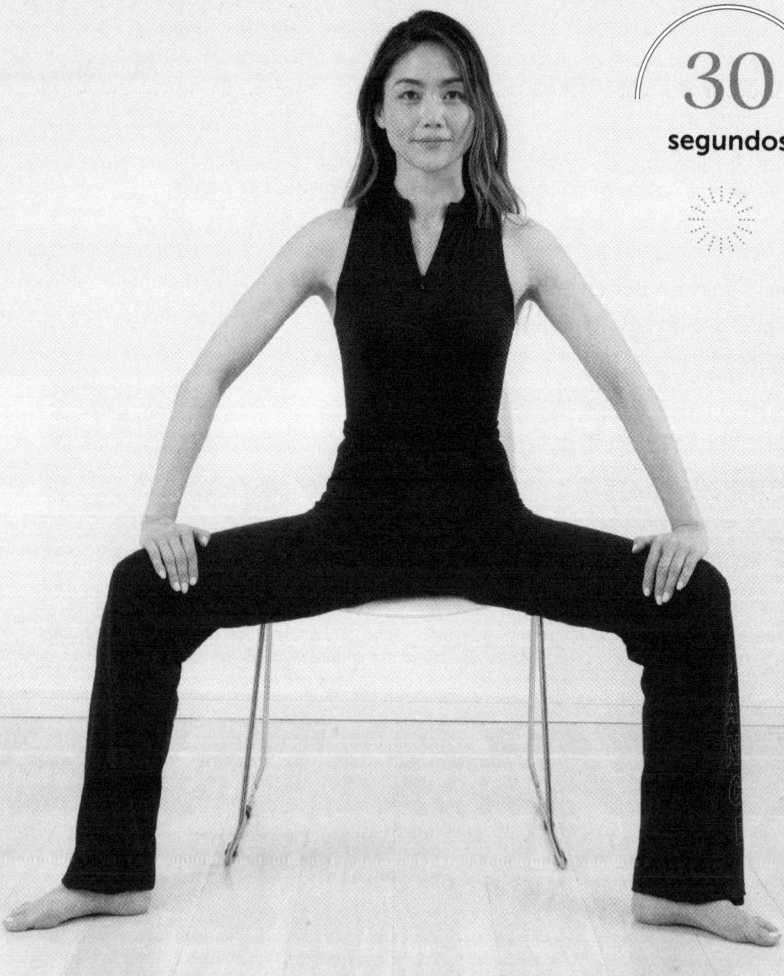

30

segundos

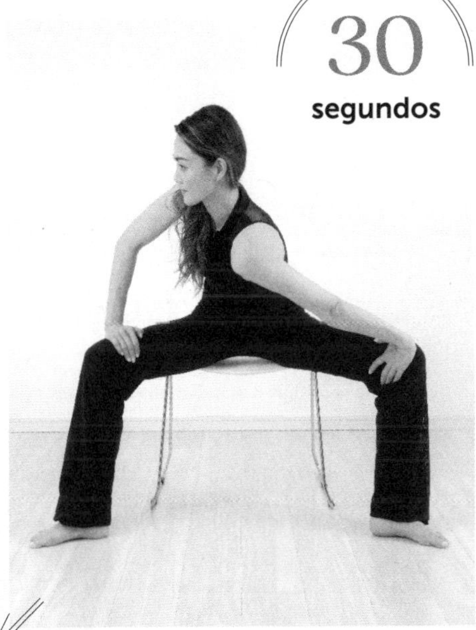

30

segundos

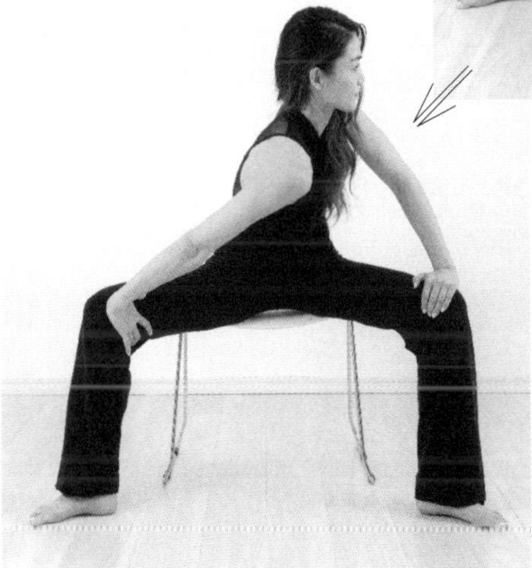

A continuación, haz una torsión del tronco hacia la derecha. Mantente inmóvil y haz tres respiraciones Zero Training (treinta segundos en total).

Haz lo mismo con el otro lado.

En caso de hernia discal o dolor de cadera, consulta a tu médico antes de hacer el ejercicio.

07

ZERO TRAINING PLUS-07

CORRIGE LAS RODILLAS GIRADAS

Estar de pie, caminar, correr, sentarse, saltar, subir escaleras... Todas son actividades cotidianas en las que el protagonismo recae en las rodillas. Si no pudiéramos estirarlas y doblarlas a nuestro antojo, perderíamos calidad de vida.

¿Qué hay que hacer para no sentir dolor al subir y bajar escaleras?

La posición cero actúa sobre las siguientes afecciones:

- Artrosis de cadera
- Dolor de rodilla
- Lumbalgia
- Caídas
- Artritis reumatoide

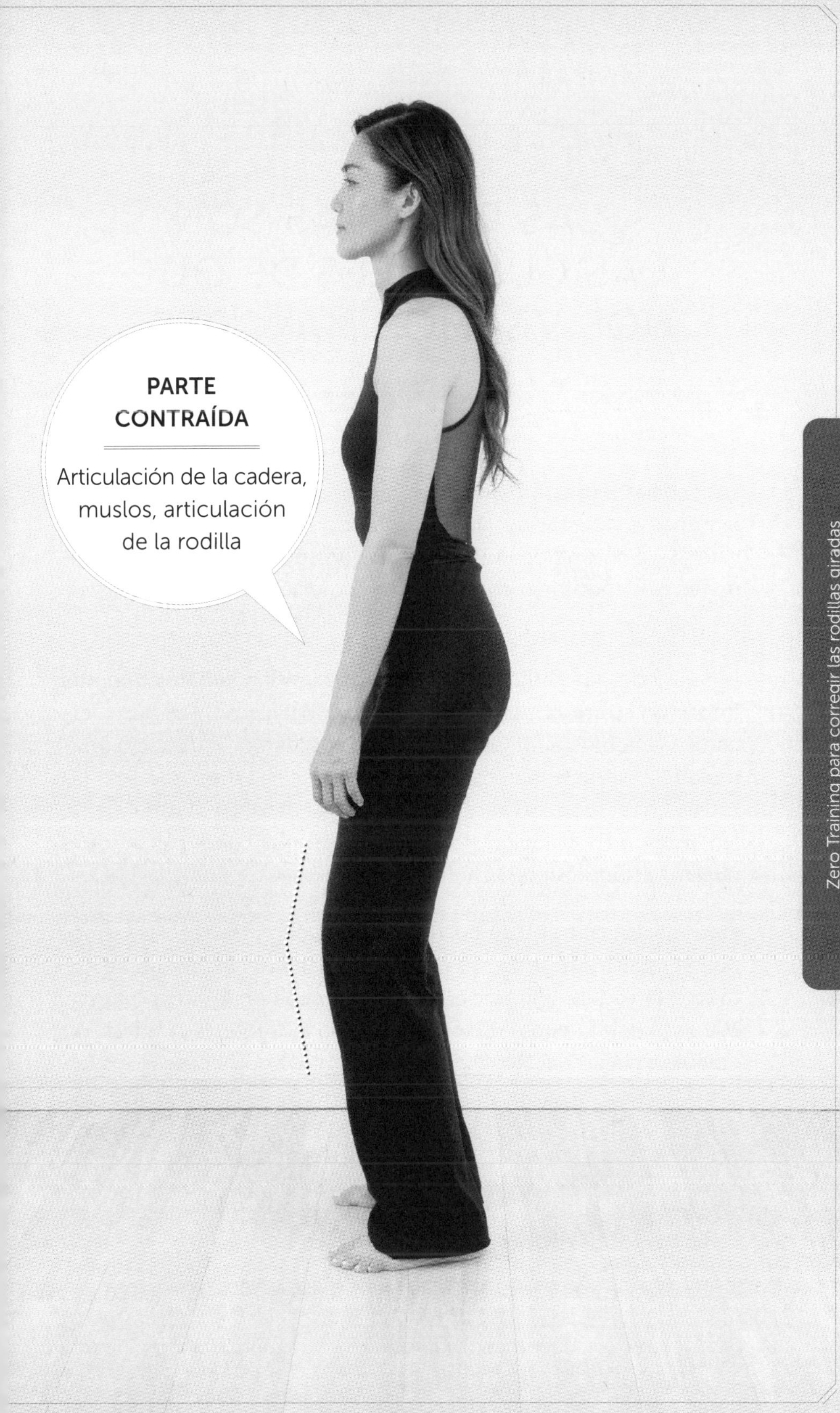
PARTE CONTRAÍDA
Articulación de la cadera, muslos, articulación de la rodilla

¿LAS RODILLAS SON LAS CULPABLES DE QUE NOS VEAMOS MAYORES?

Las rodillas son una de las articulaciones más exigidas. Soportan el impacto al estar de pie, caminar, correr, subir y bajar las escaleras... Son una parte del cuerpo que sufren una mayor carga, tienen un rango de movimiento amplio y son propensas a las lesiones.

Por su lado, **las rodillas también nos mandan señales que nos informan sobre el estado de nuestro organismo**. Pueden indicarnos si hemos aumentado de peso, si tenemos cansancio acumulado o si hemos perdido masa muscular. En esos casos, las rodillas nos duelen o sentimos molestias; dan señales de alerta. No las ignores, si les prestamos atención nos darán pistas sobre nuestro estado físico.

Para aliviarlas, hay que corregir su posición. Muchas personas que se quejan de dolor de rodilla, al observar su postura, resulta que **la rodilla y la punta del pie no señalan al mismo lugar**. Mientras que la punta de los pies señala al frente, las rodillas, en cambio, miran hacia los lados. Es decir, hay un giro desde los tobillos hasta las rodillas, y llega a ser doloroso. Esta apariencia, parecida a la de un cangrejo, hace que se hipertrofien los músculos de la cara externa de los muslos mientras la cara interna se va atrofiando, se acentúa esa postura y el daño a las rodillas es cada vez mayor. Llegados a este punto, la parte trasera de las rodillas no mira hacia atrás, sino hacia el interior, de modo que quedan encaradas una con otra.

En el yoga hay muchas posturas que requieren flexionar las rodillas. Los profesores recalcan la importancia de que **las rodillas y la punta de los dedos de los pies señalen hacia la misma dirección**. Prestando atención a ese detalle, se consigue que los músculos se desarrollen de forma equilibrada, tanto en la cara interna como externa de los muslos, así como que la parte posterior de la rodilla mire hacia atrás; es decir, la postura en la que no se sobrecargan.

Tras un taller práctico de Zero Training, puedo ver que hay gente mayor que salen pudiendo estirar las rodillas sin esfuerzo. Aunque la sesión dura apenas noventa minutos, al principio, se ve que tienen las rodillas giradas y es evidente como al estirar la parte posterior de las rodillas termina mirando hacia atrás de verdad.

Cuando se logra esto, la figura mejora a simple vista; rejuvenecen. Viendo lo que sucede en estos talleres, cada vez soy más consciente de que el aspecto envejecido lo dan las rodillas giradas, porque al estirarlas inmediatamente ganan juventud.

Para el Zero Training para corregir las rodillas giradas necesitarás una pared, como en el de la articulación de la cadera. Te recomiendo hacer las dos posturas seguidas. Ya verás como rejuveneces varios años.

VERSIÓN SUELO

ZERO TRAINING PLUS-07

Qué tener a mano:

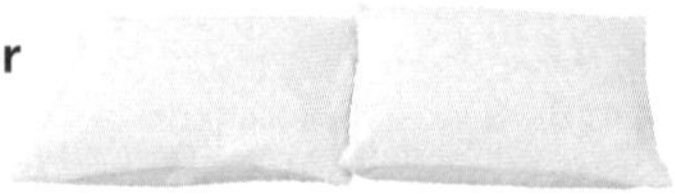

2 **COJINES**

Contiguos a veinte centímetros de la pared.

Túmbate bocarriba con las nalgas colocadas en el espacio entre la pared y los cojines. Apoya las piernas en la pared. Dobla la pierna izquierda y apoya el pie izquierdo sobre la rodilla derecha formando un cuatro invertido. Empuja con el pie izquierdo la rodilla derecha. Mantente inmóvil y haz tres respiraciones Zero Training (treinta segundos en total). Haz lo mismo con la otra pierna.

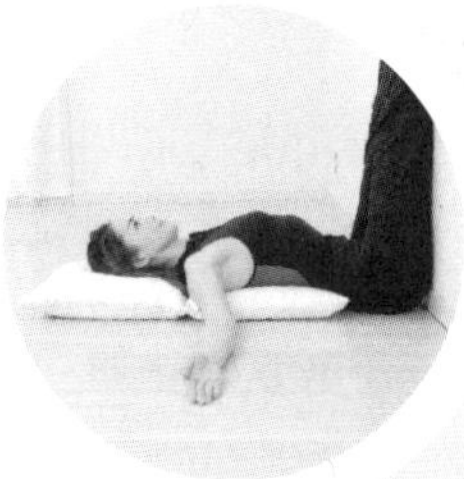

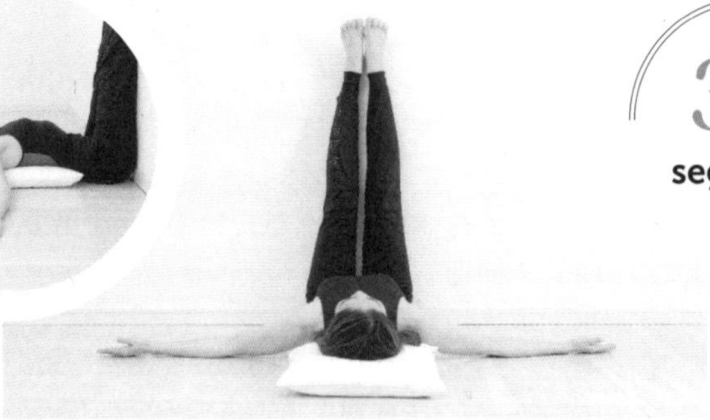

30 **segundos**

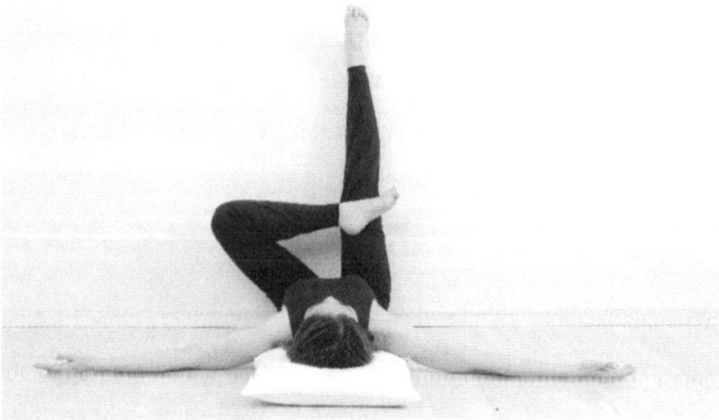

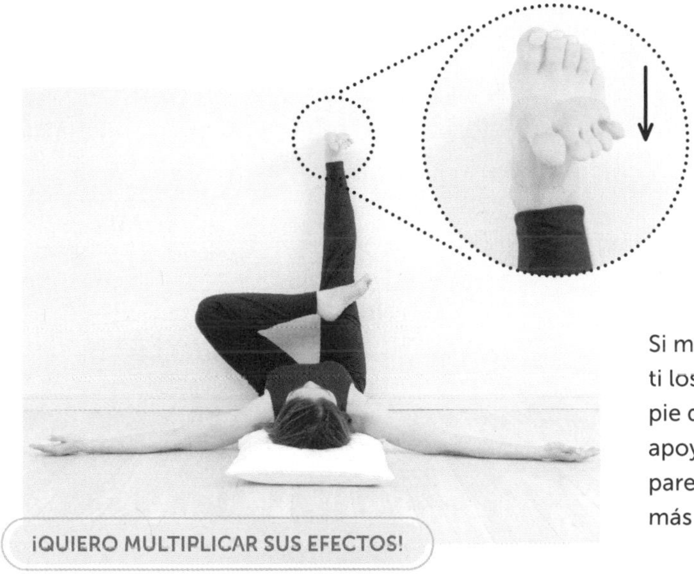

Si mueves hacia ti los dedos del pie de la pierna apoyada en la pared, aplicarás más fuerza.

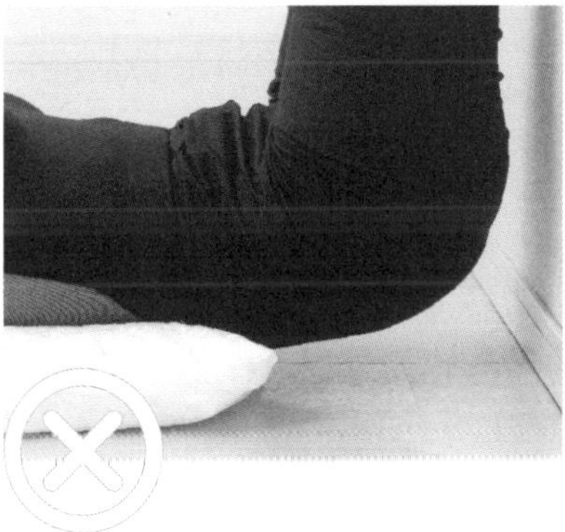

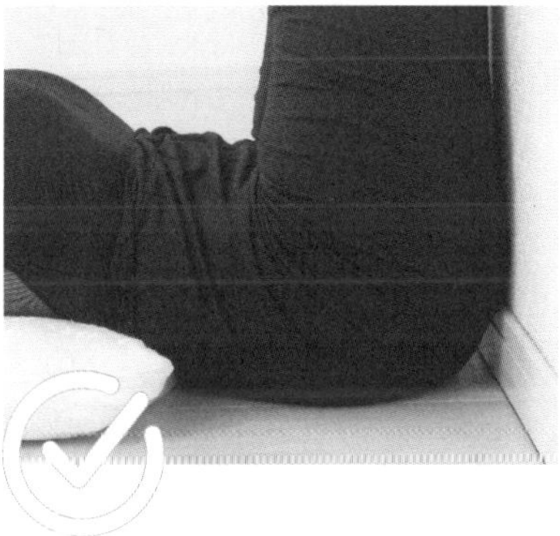

Procura dejar que las nalgas reposen sobre el suelo y que la espalda esté sobre el cojín. Así es como se recoloca la pelvis y se facilita el estiramiento de la articulación de las rodillas.

Si las nalgas no tienen apoyo, la cadera se encorva y la postura no será tan efectiva.

En caso de artritis de rodilla o dolor de cadera, consulta a tu médico antes de hacer el ejercicio.

VERSIÓN TODOTERRENO

ZERO TRAINING PLUS-07

30
segundos

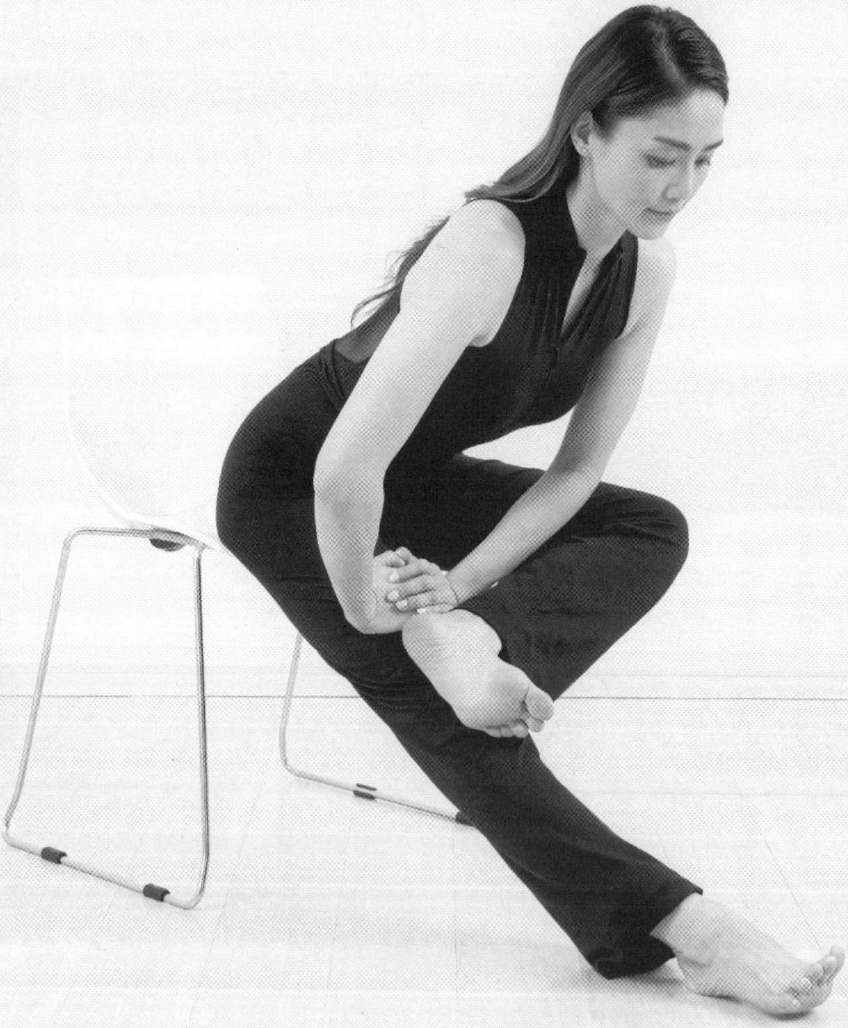

Siéntate en el borde de una silla y forma un cuatro invertido colocando el pie izquierdo sobre la rodilla derecha. Usa ambas manos para presionar el muslo derecho y sentirás la extensión de la parte trasera de la rodilla. Sin moverte, haz tres respiraciones Zero Training (treinta segundos en total). Haz lo mismo con la otra pierna.

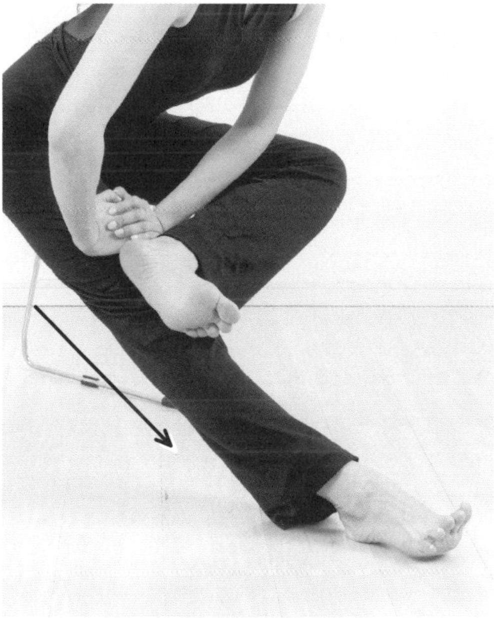

En caso de artritis de rodilla o dolor de cadera, consulta a tu médico antes de hacer el ejercicio.

08

ZERO TRAINING PLUS-08

CORRIGE LOS DEDOS DEL PIE EN FORMA DE GARRA

Mientras estás de pie, ya sea parado o caminando, los pies son los que están en contacto con el suelo en todo momento. Es una parte importantísima del cuerpo, pero apenas les hacemos caso. ¿Y si resulta que la clave para una vida longeva en la que puedas caminar por ti mismo está en la planta y en los dedos de los pies?

La posición cero actúa sobre las siguientes afecciones:

- Dolor de rodilla
- Lumbalgia
- Artritis de cadera
- Juanetes
- Caídas (sobre todo cuando arrancas a caminar o te levantas)
- Asimetría pélvica
- Dolor de hombro o cuello
- Retención de líquidos, malestar intestinal

PARTE CONTRAÍDA

Planta del pie, dedos del pie, pantorrillas, tobillos

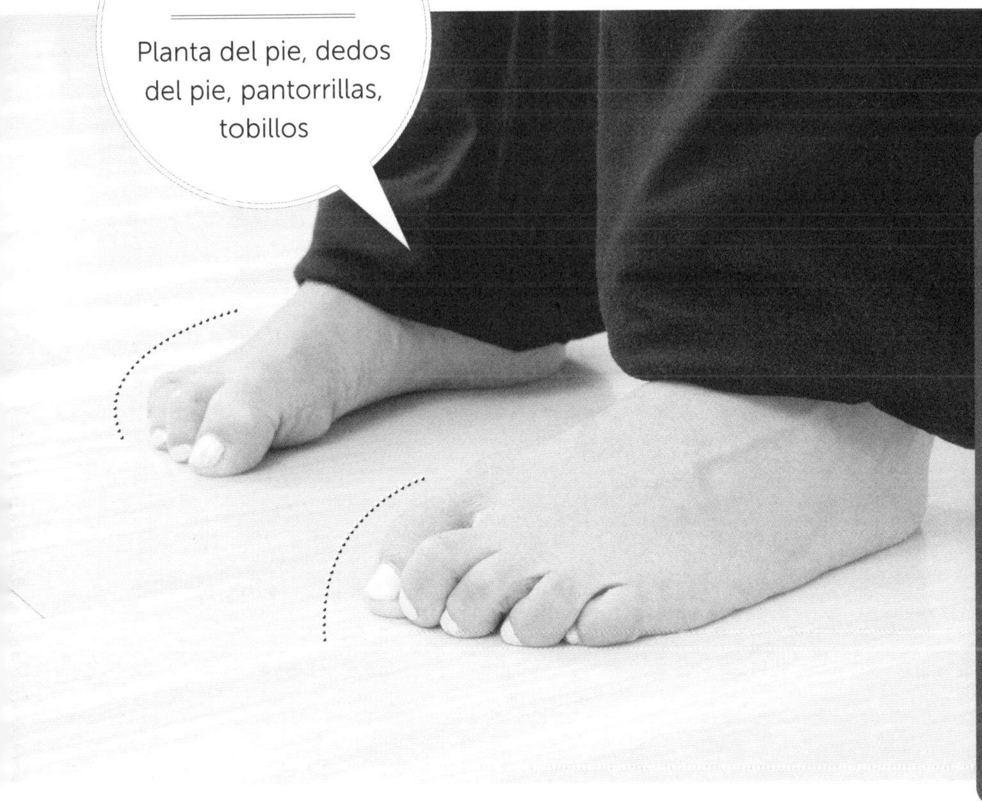

¿QUÉ PASARÍA SI LOS EDIFICIOS NO OSCILARAN?

Los pies son los últimos en aparecer en este libro. Son una parte esencial, ya que sostienen todo el peso corporal. Mucha gente sufre el llamado mal de los dedos en garra: los dedos se encogen y no se pueden enderezar. **Si llevas zapatos durante muchas horas, los pies sufren al estar en una postura forzada y se contraen**. Es especialmente notable en las mujeres que usan tacones altos de forma habitual.

Los pies tienen dos misiones importantes:

1. **Servir de base sobre la que se sostiene todo el cuerpo.**
2. **Funcionar como un «amortiguador» que absorbe los impactos.**

Es nuestra base porque la planta de los pies está en contacto con el suelo cuando estamos de pie. Todo el peso corporal recae ahí. Si no tuviéramos una base sólida, nos caeríamos por falta de equilibrio. Se puede decir que los pies nos dan estabilidad.

También es un amortiguador porque, si la planta de los pies es flexible, cuando caminamos, corremos o saltamos, suaviza el contacto con el suelo y sirve para disipar ese impacto. Sin embargo, cuando la zona plantar y los dedos están contraídos y han perdido flexibilidad, son incapaces de mitigar el impacto, lo que causa daños por doquier.

Además, cuando **la planta y los dedos de los pies se contraen, tiran del tendón de Aquiles y de las pantorrillas como si fueran arrastrados, haciendo que los tobillos se bloqueen**.

Para que puedas imaginar cómo es, te haré una analogía con la construcción antisísmica de los edificios: los bloques en Japón están diseñados para que puedan oscilar un poco para absorber y disipar toda la fuerza de un terremoto. De lo contrario, se resquebrajarían hasta desplomarse.

Es muy similar a lo que ocurre en nuestro organismo. La planta y los dedos de los pies contraídos hacen que los tobillos se bloqueen y no puedan absorber toda la energía del impacto que recibimos al caminar o correr; de ahí las lesiones. Si de repente nos asaltan lumbalgias o dolor de rodilla cada vez que caminamos o dolor de cuello solo con movernos un poco, es probable que tengamos la planta y los dedos de los pies contraídos.

A continuación, te enseñaré un Zero Training muy sencillo. Solo tienes que colocarte en cuclillas, apoyar las rodillas y estirar la planta de los pies. Cuanto más contraída la tengas, más dolor podrías experimentar al principio, pero, si caminas después de probar este entrenamiento, estoy segura de que experimentarás una clara mejoría y sentirás menos pesadez en el tren inferior del cuerpo.

VERSIÓN TODOTERRENO

ZERO TRAINING PLUS-08

Qué tener a mano:

1 COJÍN

Apoya ambas rodillas sobre el cojín, coloca la planta de los pies mirando hacia atrás por completo y dobla los dedos de los pies apoyándote sobre ellos. Sentirás cómo se estira la zona plantar. Mantente inmóvil y haz tres respiraciones Zero Training (treinta segundos en total).

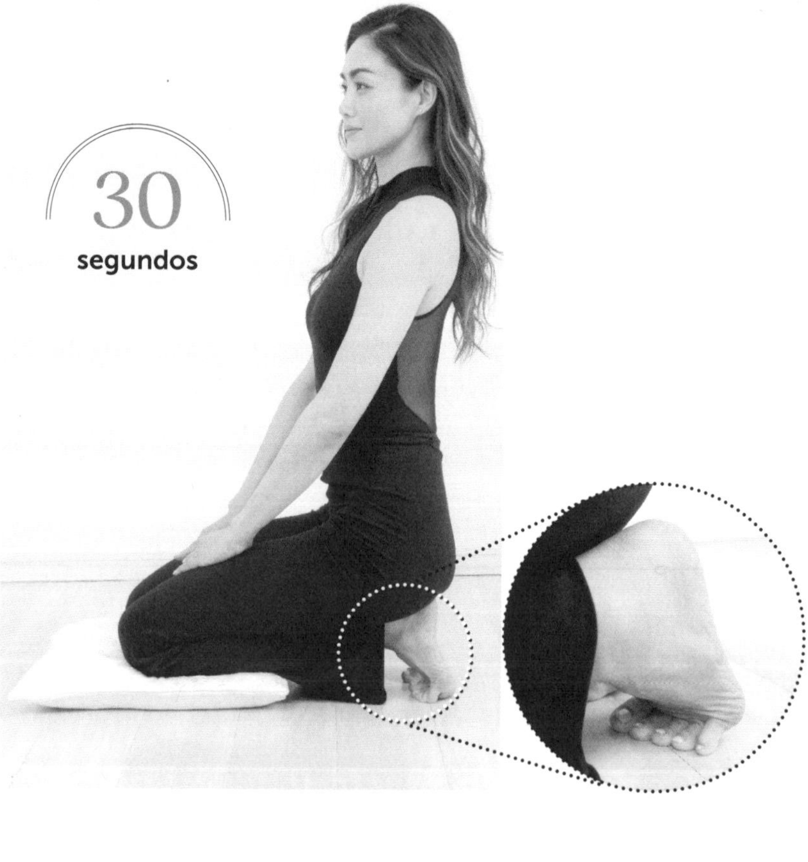

¡QUIERO MULTIPLICAR SUS EFECTOS!

Si quitas el cojín, aplicarás más fuerza.

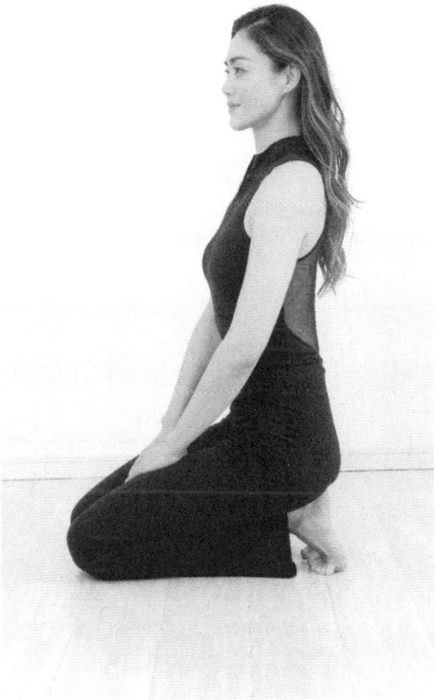

¡QUIERO MULTIPLICAR SUS EFECTOS **AÚN MÁS**!

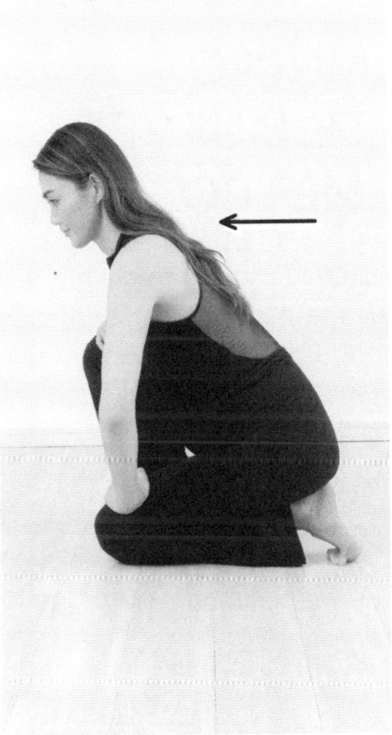

Apoya una rodilla cada vez, inclinándote hacia delante para aumentar la intensidad.

Si notas hormigueo en la pierna o se te duerme, interrumpe el ejercicio inmediatamente.

Para terminar...

¡Puedes entrenar toda la parte central del cuerpo, el abdomen!

ZERO TRAINING CON EL QUE TE MUEVES UN CENTÍMETRO

Todo lo que te he enseñado hasta ahora forma parte del método Zero Training Plus, pero quiero que me permitas presentarte un último ejercicio en el que sí te tendrás que mover, aunque solo un centímetro. Eso sí, este único centímetro tiene una gran importancia.

Consiste en que te tumbes bocarriba con las rodillas flexionadas y sujetando un cojín entre ellas, y que levantes las nalgas un centímetro.

Lo mejor de este Zero Training es que sirve para trabajar el abdomen. Si has seguido todo el método Zero Training Plus para corregir las partes contraídas, podrás mejorar la postura.

Sin embargo, **para mantenerla, necesitamos el apoyo de los músculos que están en la parte más interna del cuerpo**. Este conjunto de músculos es a lo que se le llama abdomen.

Por eso es necesario practicar el Zero Training con el que te mueves un centímetro después del Zero Training Plus. Gracias a eso podrás mantener una buena postura y tu calidad de vida será mayor, además de contribuir a tu longevidad de forma activa.

El resultado del Zero Training, con el que te mueves un centímetro, no es simplemente el fortalecimiento del tronco, no. También se trabajan los músculos aductores, en la cara interna del muslo; es decir, **las piernas se afinarán**. Se ejercitan los glúteos, así que **las nalgas tendrán un mejor aspecto**. A la vez, se fortalece el suelo pélvico y los músculos abdominales, lo cual se traduce en una **cintura más fina** y tiene el beneficio adicional de prevenir la incontinencia urinaria. Además, es muy eficaz para recolocar la pelvis que se queda abierta tras el parto.

Es solo un centímetro, pero tiene efectos tanto en la salud como en la figura. Qué menos que intentarlo. Yo, personalmente, llevo trece años practicando el Zero Training.

UN CENTÍMETRO

Qué tener a mano:

1 | COJÍN

3
repeticiones

¿Por qué hay que colocar el cojín entre las rodillas?

Esto permite entrenar la parte interna del muslo, los aductores y los abdominales para conseguir un efecto adelgazante en piernas, nalgas y cintura.

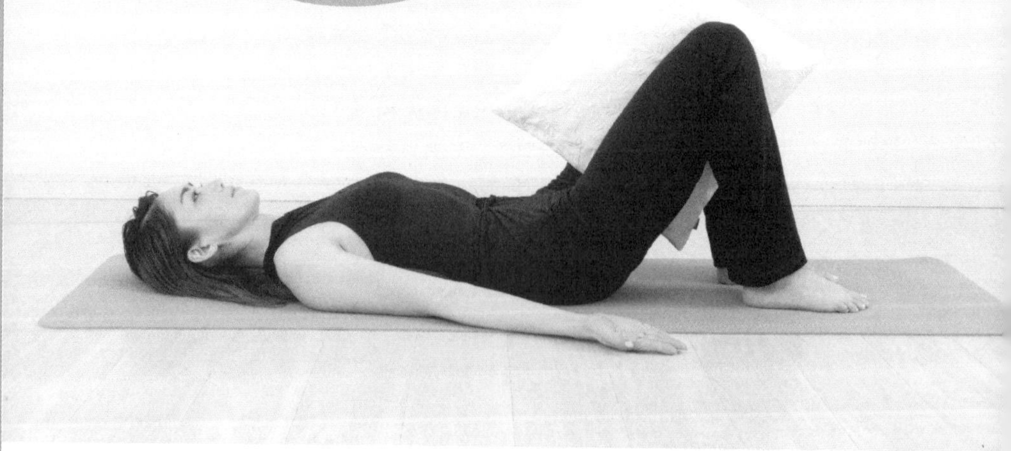

Túmbate bocarriba con las rodillas flexionadas y sujeta el cojín entre ellas. Haz una respiración Zero Training inhalando durante tres segundos y exhalando durante siete mientras contraes el abdomen. Cuando hayas expulsado todo el aire, aprieta los glúteos y levanta las nalgas un centímetro. Así, con el trasero suspendido en el aire, inhala durante tres segundos y exhala durante siete mientras lo vas bajando. Al hacerlo, procura que las nalgas toquen el suelo en orden, desde la zona más alta hasta la más baja (hueso del coxis). Haz tres repeticiones.

Cuidado con alzar demasiado las nalgas, ya que te arriesgas a hacerte daño en la zona lumbar. Que solo sea un centímetro.

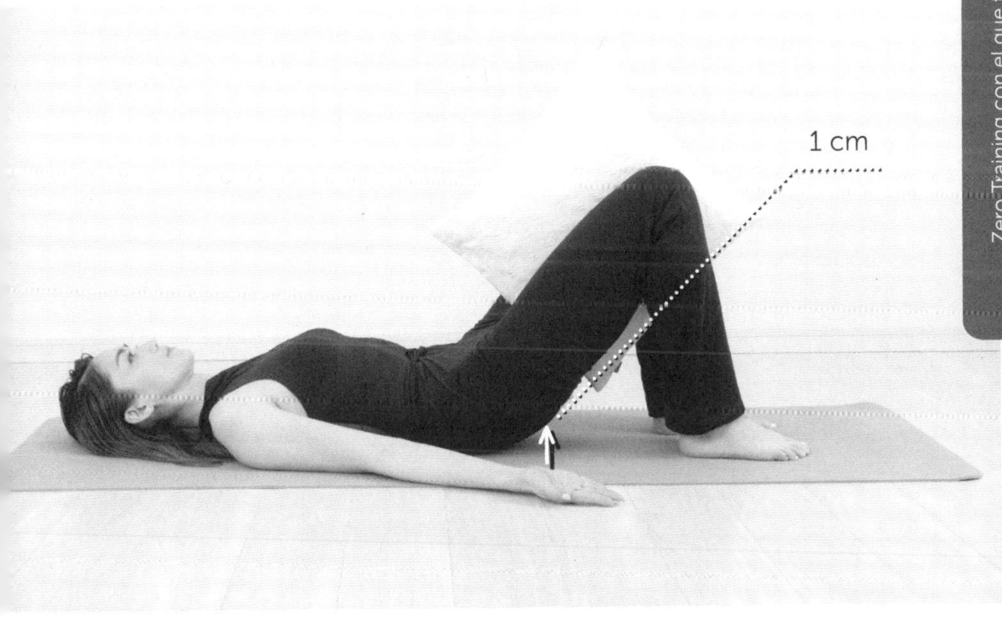

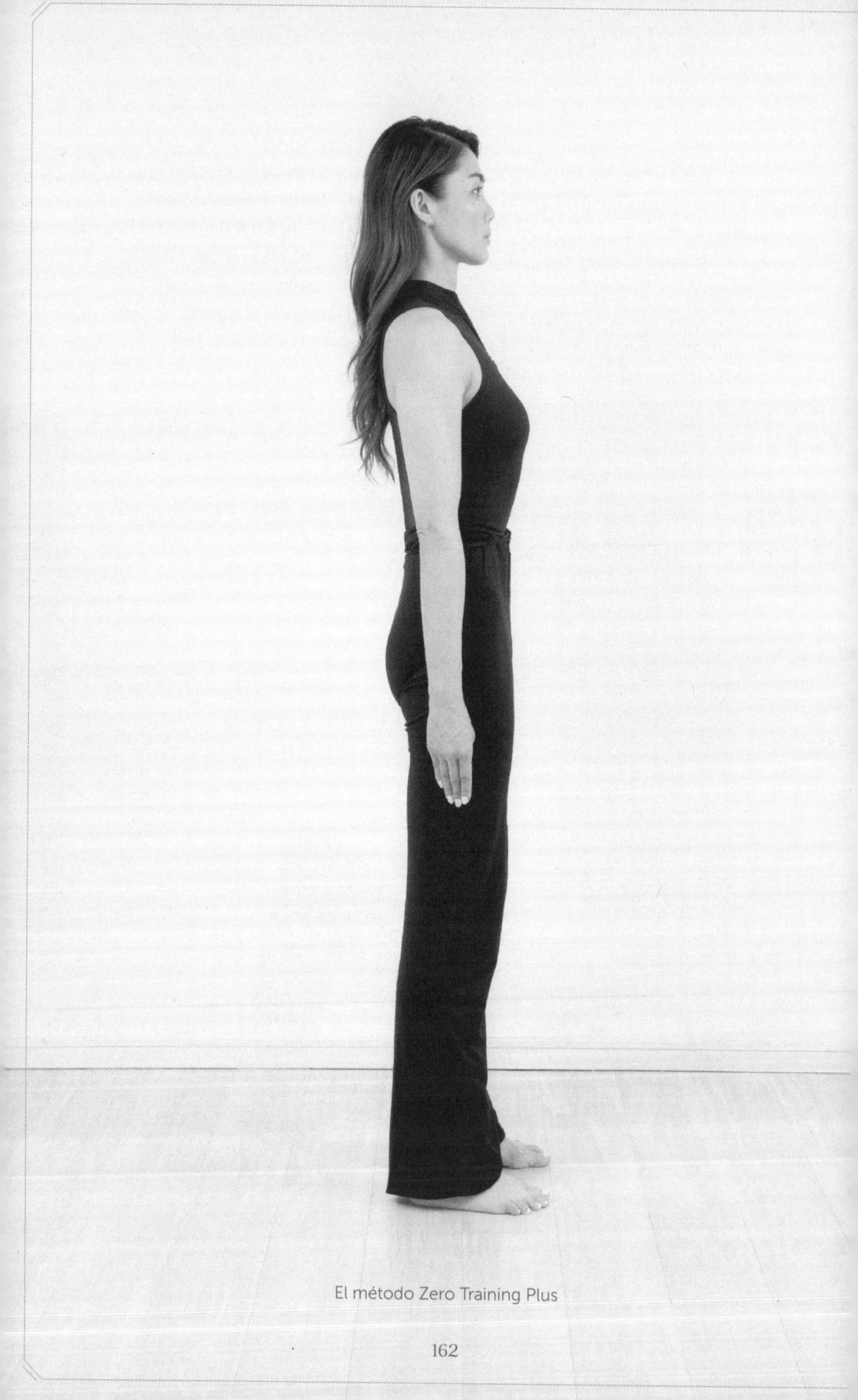

Cuando termines de practicar el método al completo, ponte de pie y siente cómo cae el peso sobre los talones.

Ya tienes una buena postura.

Continúa con tu vida intentando mantenerla.

¡A por el método Zero Training Plus!

5

EL CAMINO AL CERO

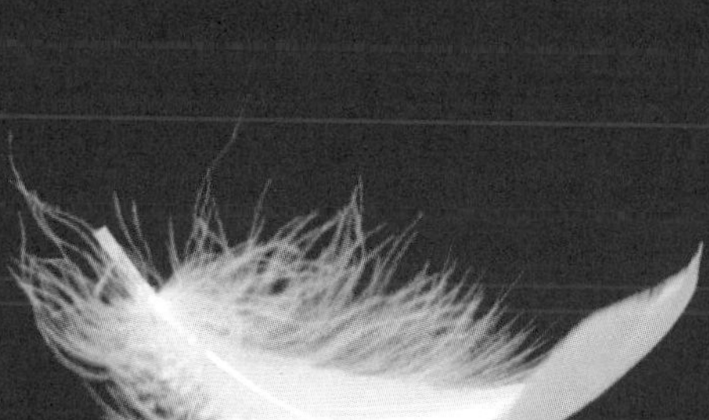

LA BOTELLA DE AGUA Y MI ALMA

He desarrollado el método Zero Training Plus como una forma de hacer una puesta a punto diaria sin tener que correr riesgos de lesión y que cualquier persona, indiferentemente de su condición física, pueda ponerlo en práctica sin problema y de forma continuada.

No es fácil hacer ejercicio: hay días en los que estás cansado o no te encuentras bien. Hay personas de edad avanzada o con movilidad reducida. Este método Zero Training Plus fue concebido para servir de ayuda a todas ellas; es un método que busca producir bienestar diario.

No solo el cuerpo físico necesita cultivarse con las posturas del Zero Training, hay algo más que necesita su mantenimiento: el alma.

Llámalo alma o mente, pero es algo que no siempre está en paz. A veces nos sentimos desbordados por la ira, las preocupaciones, la tristeza o la soledad, lo que desemboca en una fuerte marejada emocional. Cuando agitamos una botella con agua con barro o impurezas, el agua se vuelve turbia. Así es como se ve nuestro interior cuando no aplicamos un mantenimiento psicológico. Cuanto más se agita, más opaca se vuelve. Sin embargo, si dejamos la botella inmóvil, en reposo, ¿qué pasará? Todo el poso de impurezas se va al fondo, mientras que la materia más ligera flota y se separa. Cuando esto sucede, el agua vuelve a ser transparente y puedes ver a través de la botella.

Pasa igual cuando te peleas con alguien. Si dejas reposar el asunto durante unas horas, reflexionas y te pones en el lugar de la otra persona, eres capaz de asumir la responsabilidad y de pedir perdón.

«Dejar reposar».

Es importante para recuperar la calma, para perdonarse incluso a uno mismo y resulta inspirador. No hay que acelerarse, debes darte tiempo, así la paz volverá a tu mente. Esto es lo que yo llamo «la posición cero del alma».

LA IDEA DEL ESCANEO CORPORAL PARA CONOCER EL CERO PROPIO

El método Zero Training Plus se centra en estar tumbado para relajar el cuerpo. Como ya hemos indicado, para saber qué zonas tienes contraídas, has de estar bocarriba y ver el hueco que queda entre cada una de ellas y el suelo.

Estar tumbado es la postura más potente para volver a la posición cero del alma. Hay una técnica de meditación llamada «escaneo corporal». A veces hay situaciones en las que sería mejor desconectar y relajarse, pero seguimos viviendo conectados en todo momento. La técnica del escaneo corporal consiste en recuperar ese estado de desactivación del estrés, librándonos de él.

Para ello hay que cerrar los ojos y relajar cada parte del cuerpo de forma consciente, empezando por abajo y yendo gradualmente hacia arriba: pies, pantorrillas, rodillas, muslos, nalgas, cintura, espalda, axilas, hombros, cuello y cabeza.

Este escaneo corporal se puede hacer adoptando cualquier postura, pero con el cuerpo tumbado bocarriba es más fácil ser consciente de cada parte. Cuanto más estrés haya acumulado en una zona, menos ágil y sensible se notará, y, por lo tanto, más despegada del suelo. Además, en esta posición podemos saber si tenemos alguna descompensación entre el lado izquierdo y el derecho del cuerpo.

En cuanto des con una parte estresada, haz una respiración Zero Training y proyecta la imagen de recuperar la posición cero sin estrés. Esta meditación la puedes poner en práctica a la vez que el método Zero Training Plus. Personalmente, es lo que recomiendo hacer.

Pasamos de estar constantemente activados a desconectar. Vamos del más al menos.

Tumbados, inmóviles, es mucho más fácil hacer un escaneo corporal para despojarnos del estrés y, al mismo tiempo, aligerar la carga anímica. He aquí la quintaesencia del método Zero Training Plus, un tiempo dedicado a darle reposo a la mente y al alma.

En las clases de yoga dedicamos los últimos cinco minutos a tumbarnos, cerrar los ojos y relajarnos. Es la postura de la savasana, la de estar tumbados bocarriba, considerada como la mejor para la relajación.

El concepto del método Zero Training Plus parte justo de esa savasana. Sin aplicar ninguna fuerza, en un estado de relajación, sin moverte, notas que le salen alas al cuerpo y a la mente. Del mismo modo que el albatros surca los cielos con majestuosidad, sin apenas mover las alas. Hoy es el día en el que te despojarás de los lastres. Adelante, entra en el mundo del cero.

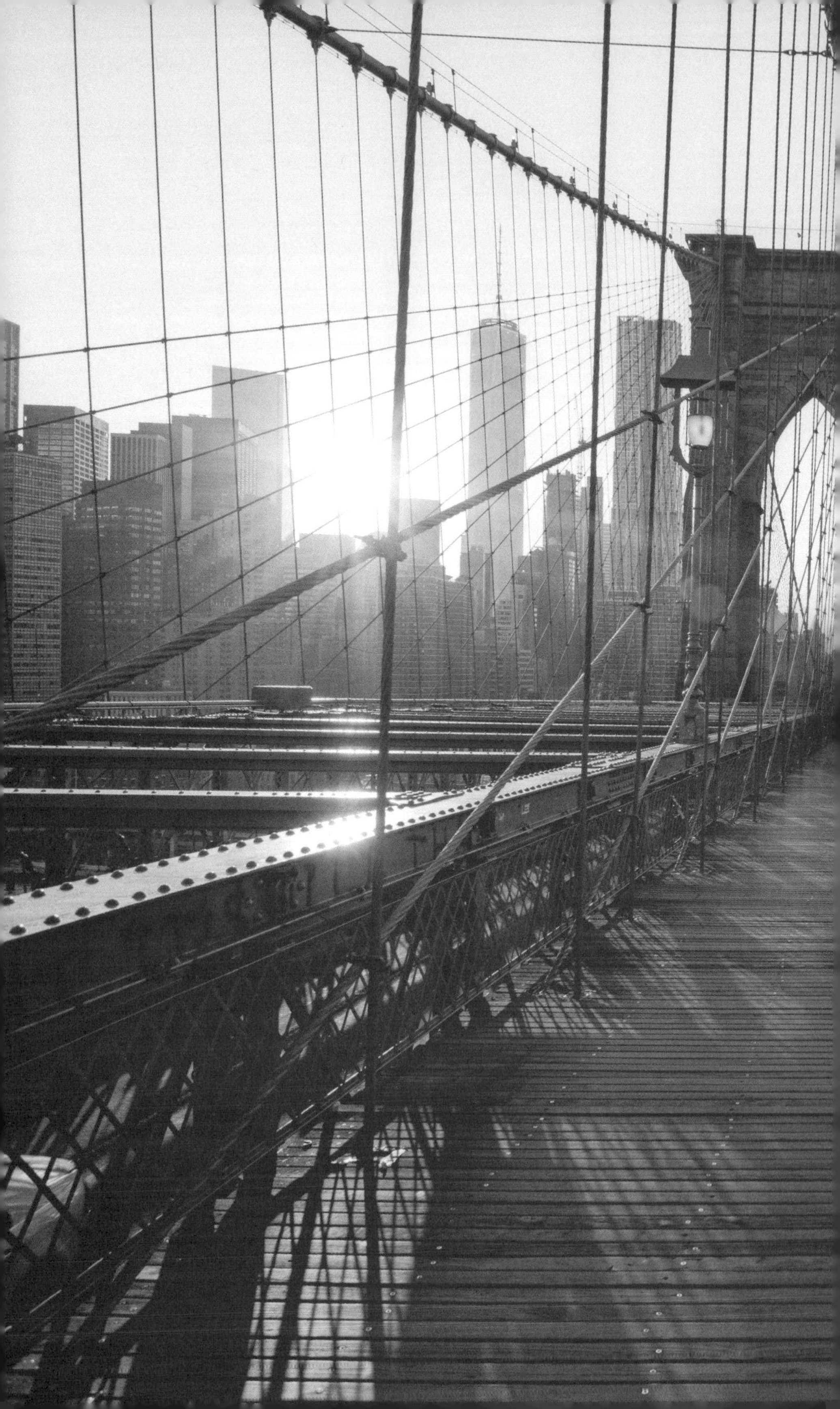

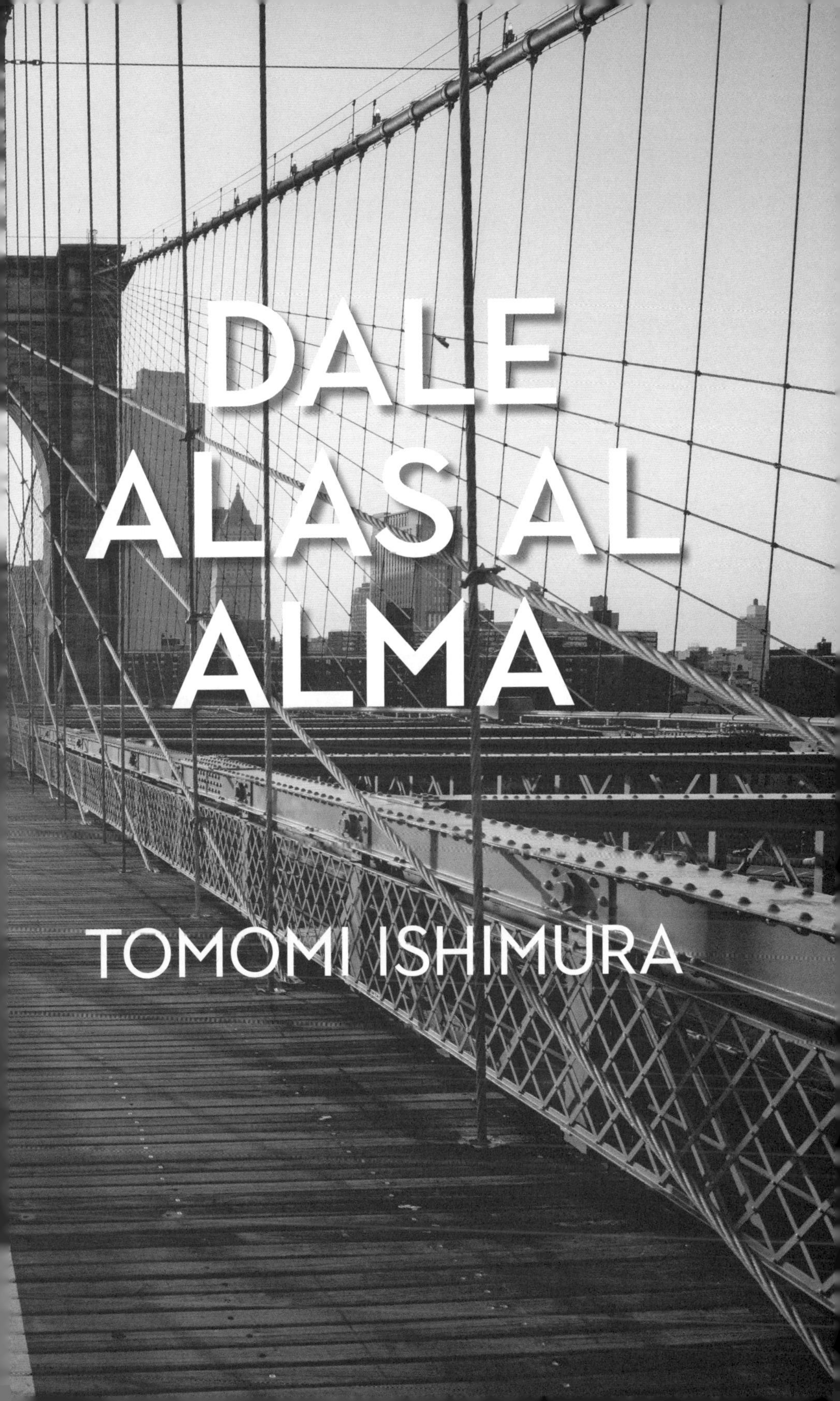
DALE
ALAS AL
ALMA
TOMOMI ISHIMURA

tres

dos

uno

cero